AF191691

Der Autor

Josef Weeke, geboren 1970, ist gelernter Versicherungskaufmann (IHK) und studierte Versicherungsfachwirtschaft in den Sparten „Versicherungsrecht, Allgemeines Recht sowie Versicherungsbetriebswirtschaft". Seine Jugend verbrachte er sehr Naturverbunden in der Eifel. Sie war geprägt durch eine ganzheitliche Betrachtungsweise. Dabei hat ihn insbesondere die Heilpflanzenkunde sowie die heimische Tierwelt fasziniert. Während seines kaufmännischen Berufslebens wurde er vielfach ausgezeichnet. Ehrenamtlich war er Jahrelang als Schiedsmann tätig und arbeitet heute noch als Gemeinderatsmitglied. 2009 stieg er aus diesem Berufsleben aus, um sich in völliger Zurückgezogenheit seinen einstigen Interessen wieder widmen zu können.

Neben einem derzeit entstehenden Kriminalroman schreibt er parallel an einer Fantasy-Saga, welche beide voraussichtlich Ende 2012 erscheinen werden.

Seine Erlöse stiftet der Autor zu 100 % einer Einrichtung, welche sich mit der Schaffung von Familienlandsitzen sowie der Erhaltung alten Saatgutes beschäftigt. Josef E. Weeke lebt auch heute noch, mit seiner Familie in der Eifel.

Josef E. Weeke

Reise zu meiner Ernährung und deren Wurzeln.

oder

Von Echsen und Menschen

(Ein vielleicht stellenweise skurril anmutender Gedankengang. ☺)

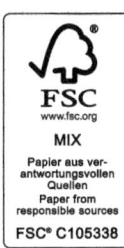

Die Deutsche Bibliothek verzeichnet dieses Buch in
der Deutschen Nationalbibliografie;
Detaillierte bibliografische Daten sind im Internet
über http://dnb.ddb.de abrufbar

Erstausgabe 09/2011

Herausgeber   Jutta Schade

Autor   Josef E. Weeke

Verlag   Books on Demand

ISBN   978-3-842-38089-9

Inhalt

Kapitel I
Wie ich zu meinem Referat kam.

Dienstag, 4. Schulstunde – Deutschunterricht.

Vielleicht lag es nur an dem Wetter, immerhin verzeichnete das Quecksilbertheromether 35° C, oder am Unterrichtsstoff allgemein.

Jedenfalls diskutierten unser Deutschlehrer, Herr Arthur Schorr, und ich schon einige Minuten über die Frage, ob der Mensch ursprünglich nun ein Fleischfresser oder ein Pflanzenfresser gewesen sei. Herr Schorr, ein mittelgroßer sportlicher Typ mit Glatze wollte mich überzeugen, dass der Mensch schon immer ein Fleischfresser gewesen sei und das meine Idee von einer vegetarischen Lebensführung völliger Nonsens sei. Schließlich sei der Vegetarismus erst eine moderne Erfindung der Menschheit. Zum Beweis führte er unter anderem die Anatomie des menschlichen Gebisses an, vornehmlich die der Eckzähne, die ja noch Überbleibsel der Reißzähne gewesen seien und ausschließlich der Zerkleinerung von fleischlicher Nahrung gedient hätten und auch weiterhin dienen würden.

Unwillkürlich dachte ich an das Bild eines Vampirs, der sich labend an dem Hals eines Menschen gütlich tat. Gott sei Dank konnte keiner meine Gedanken hören, genauso wie die Message auf dem Shirt meines Deutschlehrers, auf dem stand:

'In meinem Kopf höre nur ich die Stimmen'

Ob Herr Schoor auch die Gruppe, *'Früchte des Zorns'* kannte, welche den Song, „In meinem Kopf ist eine Bombe" geschrieben hatte?

Na, ja – mochte mich nicht in den Irrungen meiner Gedankengänge verlieren, sondern lieber bei der entscheidenden Frage bleiben:

War der Mensch nun schon immer ein Fleischfresser? Weitere 15 Minuten Diskussion vergingen. Der Beweis, von wegen Eckzähne, überzeugte mich nicht wirklich.

Schließlich hatte der Mensch, im Gegensatz zum Raubtier, in der Hauptsache fein mahlige Backenzähne, perfekt geeignet um sämige Nahrung oder Nüsse, Hirse sowie Pflanzen zermahlen zu können.

Nun, es kam, wie es kommen musste. Da wir uns nicht einigen konnten, bekam ich zum meinen normalen Hausaufgaben die ehrenvolle Aufgabe, ein Referat hierzu zu schreiben.

Scheiß Spiel. Warum hatte ich bloß meine Klappe nicht halten können.

Bereits in der Pause beschäftigte ich mich gedanklich mit der Aufgabenstellung, als ich Herrn Rolf Wiesen, unseren Reli-Lehrer erblickte.

Herr Wiesen war ebenfalls ein großer und schlanker Typ, der zudem noch gut Gitarre spielen konnte und einen Hang zu Pferdefleisch hatte. Ständig sah man ihn, an irgend einem Pferdfleischzipfel kauend, zufrieden mit sich und der Welt.

Herr Wiesen war das, was die Allgemeinheit schlechthin heut zu Tage als Asozialen bezeichnete. Immerhin war er Vater von 4 Kindern, also wenn das nicht Grund genug gewesen wäre, ihn abzustempeln. Zu allem Unglück waren alle 4 Kinder auch noch Mädchen. Vielleicht lag darin ja auch die Ursache zu suchen, warum Herr Wiesen morgens als erster Lehrer in der Schule erschien und Mittags, langsam schlendernd, in der Regel als letzte Lehrkraft die Schule verließ.

Mein Gott, dachte ich, vielleicht sogar vier von meiner Art. Mein Mitgefühl für Herrn Wiese wuchs. Ich mochte ihn.

Solchermaßen gedanklich positiv auf ihn eingestimmt, ging ich auf ihn zu und fragte ihn.

>>Tag, Herr Wiesen. Haben Sie vielleicht mal ne Minute Zeit? Ich beschäftige mich mit der Frage, ob der Mensch schon immer ein Fleischfresser war (mein Blick verharrte kurz an dem obligatorischen Pferdefleischzipfel. Heute schien es sich um ne Pferdefleischfrikadelle zu handeln, welche er gerade wieder zum Mund führte.) oder sich doch ursprünglich vegetarisch ernährte. Was sagen Sie denn aus religiösen Gesichtspunkten dazu?<<

Erwartungsvoll schaute ich ihn an.

Herr Wiesen lächelte, während er ohne Hast sein Frikadellenstück zu Ende kaute und legte dabei die Stirn kraus. Ein deutliches Zeichen, dass er nachdachte.

>>Tja, Verena, das ist kompliziert wegen der Entstehungsgeschichte.<<

Ich wartete, aber er schien fertig geantwortet zu haben. Also hakte ich nach:

>>Ja, aber in der Bibel heißt es doch auch, dass der Löwe wieder neben dem Zicklein liegen wird.<<

>>Wieder mit langem i?<<, fragte er mich, was ich bejahte.

>>Ja, weißt Du, Verena. Die Bibel ist nun ja nicht immer wörtlich zu nehmen. Sie ist ja vielmehr eine Ansammlung von vielen Büchern, die uns in Methaphern das Verständnis zu Gott näher bringen möchte.<<

>>Also, glauben Sie nicht, dass der Mensch ursprünglich ein Pflanzenfresser war?<<

Nun war ich noch verwirrter. Hatte ich doch als sicher angenommen, dass gerade mein Relilehrer mir beigepflichtet hätte.

Nach Schulschluss stapfte ich ein wenig missmutig nach Hause, wo mein Vater mich bereits mit dem Essen erwartete.

Papa war schon immer mein Held. Und dabei spielte es überhaupt keine Rolle, ob er, wie früher top stylisch in den besten Anzügen rum gelaufen war, oder nun eher den saloppen, nicht angepassten Kleidungsstil bevorzugte.

Umgangssprachlich nannte man diesen Kleiderstill heute wohl Pennerlook. Mit seinen langen Haaren und seinem Bart wirkten seine grünen Augen noch leuchtender. Auch seine lange Nase störte mich nicht. Papa aß gern, aber unregelmäßig, dennoch zeigte er nun schon einen leichten Hang zur Fettleibigkeit. Und obwohl er früher ein absoluter Fleischfan war, aß er mittlerweile doch meist vegetarisch. Ich konnte mich noch gut an sein oranges T-Shirt mit dem Aufdruck erinnern:

'Fleisch ist mein Gemüse'.

Wenn er nun auch keine Meinung zu dem Thema haben sollte, kann ich besser gleich einpacken, dachte ich.

>>Du, Papa<<, fing ich sofort an, los zu quatschen, >>was glaubst Du? War der Mensch ursprünglich ein Pflanzen- oder Fleischfresser?<<

Und ich erzählte ihm gleichzeitig über die mit Herrn Schoor geführte Diskussion.

Mein Vater grinste. >>Also, was ich bislang über Deinen Deutschlehrer so gehört habe, scheint er ja ein recht umgänglicher und spontaner Typ , aber dabei keineswegs ein Sponti zu sein. Interessante Persönlichkeit. Um aber auf Deine Frage zurück zu kommen. Ich glaube eher, dass der Mensch ursprünglich ein Pflanzenfresser gewesen war, der es im Laufe der Evolution erst mal lernen musste, fleischliche Nahrung zu sich nehmen zu können. Die Evolutionsgeschichte des Menschen, gemäß der Evolutionslehre, ist ja ne recht lange. Da sind ein paar tausend Jahre doch quasi genügend Zeit, um dem Menschen auch zwei Eckzähne hervor treten zu lassen, um so dadurch Fleisch besser reißen zu können. Leider wären dabei aber auch die heutigen Backenzähne , wie wir Menschen, sagen wir mal, innerhalb der letzten 2000 bis 4000 Jahre tragen, kein Beweismittel. Da müsste man wohl noch ältere Schädelknochenfunde untersuchen. Das heutige Gebiss kannste eher bestenfalls als Indiz werten, was dann aber auf Grund der vielen Backenzähne eher für einen vegetarischen Ursprung sprechen würde.

Aber das lässt sich ja relativ leicht recherchieren. Du brauchst ja nur die entsprechenden Naturkundemuseen anfahren, um Dir ältere Gebissfunde an zu sehen und zu erfahren, welche Erkenntnisse die Wissenschaft daraus gezogen hat. Kannste auch gleich mal Deine Bio-Lehrerin oder Deinen Reli-Lehrer fragen, was die glauben.‹‹

Nun erzählte ich ihm von meiner kurzen Unterhaltung mit meinem Reli-Pauker.

Nach dem Essen stand mein Vater auf und verschwand zerstreut in seine Privat Bibliothek. So nannte er jedenfalls seinen Männerraum, der voll gestopft mit Büchern, Pfeifen, Langspielplatten (so alte Dinger, auf denen Musik war, aber eben nicht wie auf ner Cd gelasert, dementsprechend war auch die Qualität) und seinen Compis.

Es dauerte aber nicht lange, bis er, voll gepackt mit Büchern wie ein Esel, wieder in die Küche einmarschierte.

Während ich schnell die Spülmaschine belud, setzte er schon mal Wasser auf und mischte aus der Vielzahl seiner Drogen eine Mischung für den heutigen Tag zusammen.

Hoffentlich schmeckte diese wenigstens, denn nach Geschmacksnoten orientierte er sich in seiner Drogenküche eigentlich selten. Seine Freundin schaute meist skeptisch, wenn er ihr einen Tee machen wollte und sah dann immer zu, dass sie aus seinem Blickfeld huschte. Ich für meinen Teil ertrug diese Mischungen, (Kompositionen nannte er die) aber meist stoisch, - gelegentlich schmeckten sie mir sogar – und konnte somit meist die eine oder andere Droge von ihrer Wirkung her besser kennen lernen.

Kapitel II

Können Religionen die Nahrungsentwicklung erklären?

Nachdem also die Teekanne und die Tassen ihren Platz auf den Küchentisch gefunden hatten, schob mein Vater mir eine Bibel rüber und schlug selber auch ein Exemplar auf.

Bibeln waren eh so ein Tick von ihm. Er hatte eine ganze Menge davon und verglich die unterschiedlichen Exemplare miteinander, immer auf der Suche nach eventuellen Abweichungen. Das Gleiche tat er aber auch mit den Schriften des Koran, den apokryphen Evangelien und so weiter. Verdammt, welcher normale Mensch hatte den wohl schon mal von dem Thomasevangelium, dem Mariaevangelium, dem Phillipusevangelium, dem Judasevangelium und anderen gehört???

Mir reichten für meinen Teil schon die vier normalen Evangelien, die wir gelegentlich schon mal in der Schule streiften.

>>Wonach suchen wir?<<, fragte ich ihn, während ich misstrauisch den dicken Wälzer vor mir beäugte.

>>Nun, gehen wir doch erst mal die Frage von dem

religiösen Standpunkt an. Und da wir beide ja nun zweifellos unseren Ursprung hier im christlichen Abendland haben, würde ich sagen, schauen wir mal, was die Bibel so alles dazu her gibt. Also lass uns mal sehen, was wir hier zum Anfang der Menschheit geschrieben finden.<<

Schnell wurde ich fündig. Im Buch Genesis, ganz zu Anfang, wo Gottes Werk des 6. Tages beschrieben wurde, stand es schwarz auf weiß:

Dann sprach Gott: Hiermit übergebe ich Euch alle Pflanzen auf der ganzen Erde, die Samen tragen und alle Bäume mit samenhaltigen Früchten Euch sollen sie zur Nahrung dienen.

Allen Tieren des Feldes, allen Vögeln des Himmels und allem, was sich auf der Erde regt und was Lebensatem in sich trägt, gebe ich alle grünen Pflanzen zur Nahrung. [i]

Grinsend schaute ich meinen Vater an.

>>Ha, das ging ja flott, dann ist ja wohl alles klar. Der Mensch war also ursprünglich ein Pflanzenfresser.<<

Gut gelaunt wollte ich schon wieder die Bücher weg bringen. Allein die missbilligende Gesichts- ausdrucksform meines Vaters hielt mich davon ab. Aber schnell glätteten sich seine Gesichtsfalten wieder und er grinste.

>>Nun, für ein Referat ist das ja wohl ein bisschen wenig. Geht es Dir nur darum, Argumente zu finden,

um Deinen Lehrer zu überzeugen, oder möchtest Du wirklich nach der Wahrheit suchen? Denn wenn es das ist, was Dich treibt, wird das noch ein ganz schön hartes Stück Arbeit. Dann musst Du nämlich in vielen weiteren Quellen suchen und die Aussagen gegeneinander abwiegen.<<

Also verbrachten wir die nächsten drei Stunden damit, die Bibel nach weiteren Hinweisen auf das Nahrungsverhalten der Menschheit ab zu suchen. Dazwischen gab es immer mal wieder ne Tasse seiner neusten Drogenkreation. Dieses mal schien wohl Mistelkraut, Beifuß, Lindenblüten, Hufflatisch sowie Malvenblüten drin zu sein. Schmeckte jedenfalls gar nicht mal so schlecht. Ich überlegte laut:

>>Du, Papa, dann müsste doch jeder Mensch, welcher die Bibel als Grundlage seines religiösen Verständnisses ansieht, eigentlich vegan, oder zumindest vegetarisch leben. Aber wie viele Christen kenne ich, die noch nie einen Gedanken an pflanzliche Nahrung verschwendet haben.<<

Mein Vater lachte.

>>Nun, mein Spatz, so einfach ist es denn tatsächlich nicht. Was hat Dir dein Reli-Lehrer noch gleich gesagt<<,...

>>...man solle die Bibel nicht wörtlich nehmen.<<

>>Ja, und das es eine Ansammlung von Büchern ist, die Menschen zusammen getragen haben und in der Bibelauswahl, wie wir sie heute kennen, erst im 3. / 4. Jahrhundert so zusammen stellten. Dabei haben viele Evangelien keinen Weg mehr in die Bibel gefunden, und höchstwahrscheinlich wurden einige der aufgenommen Evangelien textlich verändert. Jedenfalls existieren derzeit keine Originale mehr aus der Lebenszeit Christi. Wenn sich aber dann noch der Glaube zunehmend verwässert,....wie sollen Christen heute denn noch glauben, dass der Schöpfer ursprünglich den Menschen eine pflanzliche Nahrung zu gedachte? Du weißt doch, wie das heute mit der Bibelkenntnis so ist. Kannst Du Dich noch an Deine Grundschullehrerin erinnern, wie Du sie nach den Geschwistern Jesus fragtest?<<

Ich musste schmunzeln. Nur zu gut war mir noch das Erlebte aus dem 3. Schuljahr vertraut. Eines Sonntags las mein Vater mir ein wenig aus der Bibel vor, und ich hinterfragte den Sinn dieser Übungen. Mein Vater erklärte mir damals, dass die Bibel eines der wichtigsten Bücher, wenn nicht sogar das wichtigste Buch für die Menschheit wäre, es gäbe aber auch noch einige andere wichtige Werke, und dass es ungemein helfen könnte, sich mit diesen Schriften auseinander zu setzen, um das Mensch-Sein *und* das Leben besser verstehen zu können.

Damals grinste er mich an und empfahl mir, doch einfach mal meine Religionslehrerin zu fragen, wie viele Geschwister Jesus gehabt habe. Nachdem ich ihn damals ungläubig angeschaut hatte, weil ich wirklich davon ausgehen musste, er wollte mich flachsen,....(wer hatte den schon davon gehört, dass Jesus noch Geschwister gehabt haben soll?),..hatte er mir lächelnd mehre Textpassagen in den 4 kanonischen Evangelien gezeigt,...in denen die Geschwister Jesus (jedenfalls die Brüder, bei Schwestern war das zu der Zeit nicht üblich) namentlich aufgezählt wurden.

Mein eigentliches A-HA Erlebnis sollte ich dann jedoch erst am nächsten Tag erfahren, als ich meine Reli-Lehrerin nach den Geschwistern Jesus befragte, und sie mir vor der Klasse sagte, ich solle nicht so

17

einen Unsinn erzählen, Jesus habe keine Geschwister gehabt. Es sollte eine ganze Woche dauern, bis ich zur erneuten Reli-Stunde eine katholische Einheitsbibel mit in den Unterricht nahm, und meine Lehrerin unschuldig fragte, ob sie mir bitte die folgenden Textzeilen erklären könnte. Dabei zeigte ich ihr natürlich die besagten Textpassagen. [ii]

Das ungläubige Gesicht meiner Lehrerin habe ich bis heute nicht vergessen. Sie hatte extra ihre eigene Bibel noch mal raus geholt, und die Passagen verglichen, sie stimmten wörtlich überein. Dann sagte sie etwas, wie >> Ist ja interessant<<, - entschuldigt hat sie sich jedenfalls nicht. Vermutlich hat sie aus dieser Erfahrung gelernt, dass neugierigen Schülern gegenüber Vorsicht und Zurückhaltung anzulegen, ein gutes Mittel sein könnten.

Niemand sollte halt die Rachsucht eines Kindes unterschätzen, welches vor allen bloß gestellt wurde.

Aber was hatte ich damals gelernt?

An was wollte mein Vater mich erinnern?

Stimmt, ich hatte den Schluss gezogen, dass etwas so sehr offensichtlich sein kann, dass es Menschen dennoch nicht glauben mögen, wenn sie Ihr Leben lang mit einer Lüge aufgewachsen sind. Daher kam wohl auch das Sprichwort.

'Den Wald vor lauter Bäumen nicht sehen können'

Sollte ich vielleicht auch zum Thema „Ernährung" einer Lebenslüge aufgesessen sein?

War es vielleicht wirklich notwendig, das Thema Ernährung von Anbeginn unseres erhaltenen Wissens noch einmal genauer zu betrachten, an statt alles so zu übernehmen, wie es heute gelebt wurde?

Und hatte die Bibel vielleicht doch Recht, wenn gleich zu Anfang im Buch Genesis der Mensch als - durch Gott – zum Pflanzenesser geschaffen wurde.

>>Ok, Papa, aber wie kann es dann aus religiöser Sicht erklärt werden, dass der Christ sich nicht mehr an das Geschenk Gottes halten konnte und schon so lange Fleisch ißt?<<

Mein Vater stöhnte auf,....

>>Okay,....bitte erwarte jetzt nicht, dass wir die ganze Bibel auf Ernährungshinweise hin durch forsten. So gerne ich mit Dir ein paar Stunden über das Thema spreche, so ist dies denn doch ein wenig zu viel für einen Tag. Was glaubst Du, wie viele Jahre man in diesem Buch lesen kann und dennoch immer wieder etwas Neues entdeckt? Laß es mich mal in nem'

kurzen Gedankenansatz versuchen zu erklären.

Jedenfalls meine Sicht der biblischen Geschichte, es mag sicherlich auch noch andere geben.

Zu Anfang gab es Adam und Eva, welche das Paradies bewohnten. Dieses Paradies mussten sie verlassen, da sie sich nicht an den Willen Gottes gehalten hatten und von der verbotenen Frucht gegessen haben.<<

>>Ja aber hat Gott dem Menschen nicht auch einen freien Willen gegeben. Also war das doch ganz schön fies von ihm, oder?<< – herausfordernd schaute ich ihn an.

>>Nur, weil Gott uns Menschen den freien Willen gegeben hat, heißt das nicht, dass wir damit gleichzeitig eine Freikarte bekommen hätten, zu tun was wir wollten. Auch ein Mörder hat den freien Willen, einen anderen Menschen zu töten. Natürlich muss er dann auch die Konsequenzen tragen, wenn man ihn erwischt. Das ändert aber dennoch nichts an seinem freien Willen.

Und so mussten Adam und Eva als Konsequenz ihres freien Willens das von Gott geschenkte Paradies wieder verlassen und sich mühsam von der Frucht der Äcker ernähren. Was glaubst Du denn, wenn die ersten Menschen schon 1 einziges Gebot, welches Gott ihnen aufgetragen hat, nicht befolgen konnten, wie viele Gebote, welche im Laufe der Bibel immer wieder hinzu kamen, der Mensch noch nicht befolgt hat oder auch bis heute nicht befolgt? Und wenn Du Dir mal das Buch anschaust?<<, und dabei schob er mir erneut einen dicken Wälzer zu, >>dann erkennst Du auch, dass nicht nur Christen, sondern auch Juden und andere den größten Teil dieses Buch als heilig ansehen. Unser altes Testament wird von den Juden genauso gesehen, wie wir Christen. Mit dem Unterschied, dass sie es in der Regel besser kennen. Ein neues Testament gibt es logischerweise für sie ja gar nicht.<<

Und bei diesen Worten grinste er wieder.

Zugegebenermaßen war die Seitenanzahl des neuen Testaments, also das Fundament unseres Glaubens, recht dünn gehalten, musste ich bemerken.

>>Aber was hat das denn jetzt mit Ernährung zu tun?<<

Vorwurfsvoll schaute ich meinen Vater erneut an.

>>Nun, die Ernährung hat sich innerhalb der Religionen weiter entwickelt. Und damit natürlich innerhalb der Jahrtausende. Während die Christen bis in die heutige Zeit alles Fleischliche und Pflanzliche bedenkenlos verzehren, so lange es denn unser

Verdauungsschlauch zersetzen kann, so haben die Juden oder Moslems bis heute nur bestimmte Nahrungsmittel, welche sie problemlos essen. Wusstest Du zB dass eine jüdische Familie das ganze Geschirr und Besteck vierfach, sowie Töpfe doppelt hat in einem Haushalt?<<

Verwirrt schaute ich meinen Vater an.

>>Wie doppelt? Was soll denn der Quatsch?<<

Dass meine Frage automatisch zur Folge hatte, dass mein Vater abermals kurz verschwand, um mir erneut ein Buch in die Hand zu drücken, war ja schon fast klar. Der Titel hieß ´Was ist koscher´ und als Autor wurde Paul Spiegel benannt.

>>Kann ich Dir nur wärmstens ans Herz legen. Ist ein feines Buch, welches sich mit dem jüdischen Glauben auseinander setzt. Darin gibt es u. a. ein Kapitel, dass jede jüdische Familie fleischliche und milchige Speisen getrennt zubereitet und sogar getrennt, mit teilweise recht großen Zeitabständen, die Mahlzeiten ein nimmt. Ich brauche wohl kaum zu erwähnen, dass natürlich längst nicht alles Fleisch gegessen wird, und das selbst der Schlachtungsvorgang in der jüdischen Welt ein ganz anderer ist, wie in unserer christlichen

Welt. Auch hierzu ist die Ursache in religiösen Speisevorschriften zu suchen.

So sagt beispielsweise der hebräische Glaube, dass der Verzehr von Schweinefleisch unrein ist. Dem zu Folge wirst Du in einem jüdischen Haushalt bis zum heutigen Tag kein Schweinefleischprodukt finden. Dabei ist besonders interessant, dass die Juden nicht primär diese Ernährungsvorschriften aus hygienischen oder medizinischen Gründen aufstellten, sondern dass der Hauptgrund ein spiritueller ist. Sie unterscheiden bei der Aufnahme ihrer Nahrung daher speziell zwischen rein und unrein, um sich nur reine Nahrung zu zuführen, und somit eher die Möglichkeit haben, eines Tages eine höhere transzendente Stufe zu erlangen. Im Gegensatz zu uns Christen, die ja bekanntlich heute zu Tage alles essen dürfen, glauben die Juden, dass die Seele eines beseelten Wesens im Blut zu finden ist. Daher achten sie genau auf die Schlachtung eines Tieres, und essen das Fleisch nur, wenn es völlig blutleer ist. Den Vorgang des Schlachtens nennen sie Schächten. Und eines weiß ich. Wenn die Schächtung richtig durchgeführt ist, dürfte es für das Tier die schnellste Art des Sterbens bedeuten, mit einem minimalen Schmerzaufwand. Im

Gegensatz dazu sieht es in unseren Schlachthäusern eher aus, wie auf einem Kriegsschlachtfeld. < <

Unsere Unterhaltung ging noch einige Stunden weiter in die Richtung und in dem Studium der einzelnen Religionen und deren Handhabung mit Nahrungsvorschriften. Aber dann war es Zeit, schlafen zu gehen. Voll gepackt mit einem Haufen Bücher verschwand ich in mein Zimmer, um mich bettfertig zu machen. Mein Vater verabschiedete sich und ging in seiner Bibliothek, nicht ohne mir noch eine angenehme Nachtruhe gewünscht zu haben.

Eigentlich dröhnte mir ja schon fast der Kopf. Dennoch vertiefte ich mich weiter in die Schriften, welche ich mir zum Studium mitgenommen hatte. Gegen 23 Uhr bekam ich jedoch Kopfschmerzen. Also ging ich nach unten in unsere Vorküche, der so genannten Hexenküche, um nach Mentholöl zu suchen. Dieses war hervorragend geeignet gegen Kopfschmerzen. Und sollte es nicht funktionieren, hätte ich ja immer noch meinen Vater fragen können, ob er mir eines unserer Heilkräuter raus suchen könne. Natürlich eines, welches Acetylsäure

beinhaltet. Davon hatten wir einige. Nicht, weil wir
zu geizig gewesen wären, Aspirin zu kaufen. Nein,
mein Vater vertrat einfach die Auffassung,
dass ein chemisch hergestelltes totes Acetyl nicht
wirksamer sein könne, wie ein natürliches Acetyl,
insbesondere da die anderen chemischen
Trägersubstanzen dabei nicht nötig seien.
Und bei der Gelegenheit konnte ich ja gleich mal nach
einer Salbe Ausschau halten, um meine trockene Haut
einzureiben, dachte ich.
Also leise runter in die Vorküche. Die Mentholtropfen
fand ich auf Anhieb, also habe ich gleich ein paar
Tropfen auf meinen Schläfen einmassiert. Mit der
Salbe wurde es da schon schwieriger. Also einfach die
Erstbeste genommen.
„Flugsalbe" stand drauf, bis zum 31.10 aufzubrauchen.
Dass auf der Rückseite ein rotes Etikett angebracht
war, bemerkte ich nicht. Mein Vater hatte die
Angewohnheit, alle Gläser, Flaschen oder Salbentöpfe
mit unterschiedlichen Farbetiketten zu versehen. Von
grün, was bedeutete, jederzeit auch auf längerer Dauer
problemlos an zu wenden, über blau nach orange und
rot.

Rot bedeutete für uns Kinder jedenfalls absolutes „Finger" von lassen.

Hätte ich den Aufkleber gesehen, hätte ich diese Salbe natürlich nicht genommen. So aber nahm die Geschichte seinen Lauf. Und abgesehen, von der Stärke dieser Salbe, und seiner Wirksamkeit auf meinen Organismus, hätte ich ohne sie niemals dies Reise machen können, zu der ich bereits wenige Minuten später aufbrechen sollte.

Kapitel III

Meine Reise beginnt, oder wie ich mal wieder „Schwein" hatte

>>Namaste<<, grüßte mich das Schwein.

Ungläubig blinzelte ich. Was war das?

Ein Schwein! Und noch dazu eines, welches auf seinen Hinterläufen saß, und beide Vorderklauen andächtig gefaltet in Herzhöhe hielt. Fast schien es, als wenn es mich angrinsen würde.

Und wieder ertönte mir ein gut verständliches und friedliches Namaste entgegen.

Ich dachte, mein Schwein pfeift. Dennoch nahm ich unbewußt die Haltung des Schweines an und faltete meine Hände in Herzhöhe zusammen, um ein Namaste zu erwidern.

>>Nein, so geht das nicht<<. Das Schwein schaute mich leicht vorwurfsvoll an.

>>Namaste ist ein sehr heiliges Wort. Du solltest es nur verwenden, wenn Du den Sinn verstanden hast und es Dir ein Anliegen ist, einen so frohen Gruß zu verwenden.<<

27

Noch immer starrte ich das Schwein ungläubig an.
Wenn das hier ein Traum war, dann fühlte er sich
jedenfalls sehr real an.

> >Was heißt denn eigentlich Namaste?< <, fragte ich
das Schwein.

> >Namaste ist der Gruß, womit Du ausdrückst, dass
das Göttliche in Dir eben das Göttliche in mir grüßen
möchte.

Jedenfalls in der Kurzfassung, aber die sollte für´s erste
reichen. Zu mehr bleibt uns kaum Zeit, denn wir
haben eine lange Reise vor uns.< <

Eine lange Reise?, schoss es mir durch den Kopf. Das
Schwein tickte wohl nicht ganz sauber, war ja schon
verrückt genug, dass es zu mir sprach. Was bildete sich
die Sau eigentlich ein? Oder war ich es, die hier
langsam verrückt wurde. Seit wann konnte ich mich
denn mit Schweinen unterhalten, und wo zum
Kuckuck bin ich hier eigentlich? Fragend schaute ich
um mich, voller Hoffnung, Vertrautes zu entdecken.
Kleine Zeichen des wieder Erkennens, die mir helfen
konnten, mich erneut zu orientieren. Vielleicht ein
Buch von mir, vertraute Möbel, Gerüche, Geräusche,
welche mir sagten, dass mein Zimmer nicht weit sein

konnte, und wenn es nur der vertraute Klang der Gartengrillen wäre.

Statt dessen. NICHTS......

Nichts?, fragte ich mich und versuchte in dem feinstofflichen Dunst um mich herum etwas zu erkennen.

NICHTS !, antwortete ich mir selber in meinem Kopf, und erschrak. Ängstlich schloss ich meine Augen. Ich fing an zu zittern, und erwartete, jeden Augenblick ins Bodenlose zu fallen und zu fallen und zu fallen, bis ich Schweiß durchnässt wach werden würde, um zu merken, dass ich einen Albtraum durchlebt hatte. Wie hasste ich solche Albträume. Ich hatte sie zwar nicht oft, aber jedes Mal jagte mir der Sturz eine bodenlose Panik ein. Und vor allem konnte ich mich nach dem Aufwachen noch immer sehr deutlich daran erinnern, wie es war, scheinbar endlos zu fallen. Stimmt, dachte ich, *nach* dem jähen Erwachen konnte ich mich immer gut an den Schrecken des Traumes erinnern, aber fängt das jetzt schon an, dass ich mir bereits im Traum bewusst mache, dass ich träumte?

Versuchte ich mir selbst unterbewußt ein wenig zu helfen, damit der Schrecken an Kontur verlor?

Oder aber, und diese Möglichkeit schmeckte mir noch viel weniger. Wurde ich wirklich langsam bekloppt? Also, Zähne zusammen beißen, und die Augen wieder öffnen, befahl ich mir.

Ich blinzelte. Und da saß es noch immer vor mir. Mittlerweile mit der gelangweilten Miene eines Globetrotters, aber dennoch unverkennbar ein Schwein.

>>Na, können wir endlich?<<, fragte es mich.

>>Können, wohin?<< Ratlos schaute ich die Sau an.

>>Du weißt aber auch gar nichts. Kaum zu glauben, wie so nen dummes Ding wie Du mich rufen konntest.<<

Das Schwein grunzte unwillig. >>Ich bin Nastenka, Dein Krafttier. Und da Du Dich, zwar ohne die notwendigen Rituale, dafür aber mit der richtigen Salbe auf den Weg gemacht hast, dachte ich, es ist wohl besser, wenn ich Dich begleiten sollte.<<

>>Und wohin reisen wir jetzt?<<, fragte ich die Sau. Langsam dämmerte es mir, dass das Etikett mit der Aufschrift „Flugsalbe" vielleicht doch ernst gemeinter war, wie ich es angenommen hatte. Typisch für meinen alten Herrn. Wichtige Dinge erklärte oder

beschrieb er meistens prägnant, für alles andere konnte er einen stundenlang zu schwallen. [iii]

Das Schwein grinste erneut. >>Wohin wolltest Du denn?

Was war denn die Frage, welche Dich so quälte, dass Du zur Reise antreten musstest?<<

Interessanter Betrachtungswinkel, dachte ich. Und da soll mal einer sagen, Schweine wären dumme Säue. Langsam zweifelte ich immer mehr daran. Schweine mochten ja alles Mögliche sein, aber sicherlich nicht dumm.

>>Nun Nastenka, ich frage mich schon den ganzen Tag, ob der Mensch ursprünglich als Fleisch,- oder aber als Pflanzenfresser auf die Erde gekommen ist. Aber egal, wenn ich auch fragte, keiner konnte mir eine Antwort geben, welche ich als wahr empfinden konnte. Zwar kann ich mir schon Deine Antwort vorstellen, aber Fairniss halber frage ich nun auch Dich danach.<<

Nastenka schaute mich nachdenklich an.

>>Scheinst ja doch nicht so ein dummes Ding zu sein, wie ich dachte. Na gut, wird wohl ne etwas längere Reise, also mach Dich bereit. Schließ einfach Deine

Augen, bis Du den Druck meiner Klaue spürst. Und dann kannst Du sie wieder öffnen.<<

Kaum hatte ich Zeit gefunden, meine Augen zu schließen, spürte ich auch schon, dass es Los ging. Ein Wirbelstrahl erfasste mich und durchdrang jede Zelle meines Körpers.

Fast fühlte ich mich, wie sich wohl nur der Wind selber zu fühlen vermochte, und angenehme Wärme flutete mein Herz. Wie viel Zeit vergangen sein mochte, bis ich den Druck der Klaue spürte, vermag ich nicht mehr zu sagen.

Es hätten Jahre, oder auch nur Sekunden vergangen sein können. Jedenfalls war die Leichtigkeit verschwunden, nur die angenehme Wärme meines Herzens verspürte ich noch.

Langsam öffnete ich meine Augen.

Der feinstoffliche Nebel war verschwunden.

Vor mir eröffnete sich meinem Blick ein wundervolles Stück Natur.

Die Sonne schien.

Es war angenehm warm und fast hatte ich den Eindruck als würde die Welt um mich herum lächeln.

Die unterschiedlichsten Pflanzen wechselten sich ab und standen teils so unwillkürlich beieinander, dass es

mir schon wieder erschien, als würde diesem
scheinbaren Chaos eine geordnete Struktur zu Grunde
liegen. Plötzlich tauchte zwischen den herab
hängenden Ästen eines Nadelbaumes eine imposante
Hirschkuh auf. Ich erschrak.
Hoffentlich bemerkte mich dieses Tier nicht und
würde in Panik verfallen.

>>Keine Angst<<, konnte ich da Nastenka
vernehmen.

>>Niemand wird uns auf unserer Reise bemerken
können. Jedenfalls nicht bewusst. Und Du wirst
keinerlei Möglichkeit haben, in das Geschehen
während unserer Reise eingreifen zu können.
Erschreck bitte auch nicht, wenn Du plötzlich
Gedanken hören kannst. Und wundere
Dich nicht, wenn scheinbare Ewigkeiten Dir wie
Sekunden vorkommen mögen. Andersrum mögen Dir
manche Sekunden wie Ewigkeiten anmuten. In der
Welt, aus der Du Dich gerade aufgemacht hast, wird
Eure Zeit unverändert fort laufen.<<

Und bei den letzten Worten konnte sich Nastenka
erneut ein Grinsen nicht verkneifen.

>>Schaue,

       beobachte,

              versuche zu ergreifen,

       damit Du begreifen kannst....

und dann trachte für Dich, Dir Deine Frage ehrlichen Gewissens zu beantworten. Ich wünsch Dir ein gutes Gelingen dazu.<<

Sichtlich beruhigt vermochte ich nun, dem Treiben auf der Lichtung, dem Garten, oder wie immer sonst ich dieses herrliche Stück Natur auch benennen mochte, zu folgen.

Was für ein wundervoller Flecken Erde, schoss es mir durch den Kopf. Und ich genoss die imposante Anmut der Hirschkuh, welche völlig angstfrei den Garten betrat. Von rechts näherte sich dem Garten ein Mann. Jedenfalls sah er für mich ein wenig wie ein Mann aus, auch wenn seine Gesichtsprägungen wesentlich feiner ausgeprägt waren.

Auch trug er keine Kleidung im herkömmlichen Sinne, sondern war, abgesehen von einem „Schutz" für sein Genital, vollkommen nackt.

War ich etwa in der Steinzeit angekommen?, fragte ich

mich. Doch dafür wies der Mann keinerlei Ähnlichkeit
zu den Bildern der Neandertaler auf, wie sie mir
durch die Schule vermittelt wurden. Ohne Hast schritt
er ruhig zu einem Baum, der Früchte, ähnlich der
Birne, trug. Dort nahm er sich zwei Früchte und legte
sich bequem wenige Schritte weiter auf eine mit
weichem Moos bewachsene Stelle. Ob ihn die
Hirschkuh nicht bemerken würde?

Die Hirschkuh betrat nun ebenso die Lichtung.
Natürlich bemerkte sie den Mann, schien aber
keinerlei Bedrohung in ihm zu sehen. Und auch der
Mann bemerkte das Tier.

Während er die Frucht weiter verzehrte, schien es mir,
als würde er die Hirschkuh nahezu unmerklich, dafür
dennoch sehr echt und mit Liebe durchdrungen,
grüßen.

Und die Hirschkuh schien diese Geste der Liebe zu
genießen. Ruhig und voller Anmut ging sie langsam
auf den Mann zu. Ihre großen Augen blickten dabei
sanft. Bei dem Mann angekommen, stupste die
Hirschkuh diesen sacht mit ihrer Nase an der Schulter.
Diese vertraute Geste entlockte dem Mann ein Lachen.
Und wie selbstverständlich reichte er dem Tier die
zweite Frucht, die er gepflückt hatte.

Dann drehte er sich entspannt auf den Rücken, schaute verträumt in den Himmel und beobachtete das Spiel der Schmetterlinge über ihm.

Ich hatte keine Ahnung, wie es Nastenka möglich war, mir solche realen Bilder vermitteln zu können, aber das sie real waren, daran bestand für mich kaum noch ein Zweifel. Ähnlich einem Panoramabild konnte ich eine sehr große Breite des Ganzen sehen. Und nicht nur sehen.

Fast schmerzlich bewusst wurde mir, wie süß hier das Gras roch. Oder kam dieser wunderbare Geruch durch die Blumen, welche sich zwischen Gemüse und Beerensträuchern ihren Lebensplatz gesucht hatten? Noch in einiger Entfernung, aber doch für mich bereits erkennbar, näherte sich aus dem linken Bildbereich eine Frau. Ohne Hast ging sie den Hügel hinunter. Scheinbar war die Lichtung ebenso ihr Ziel. Neben ihr lief ein Hund.

Nein, Moment mal, das war doch kein Hund.

Erschreckt hielt ich inne. Das war doch ein Wolf. Halt ein Wolf, der sich zahm, wie ein Hund, verhält.

War ich etwa in der Zukunft gelandet? Hieß es nicht in dem ollen Schinken, genauer gesagt in dem Buch der Offenbarung, dass eines Tages der Wolf wieder neben

dem Zicklein liegen würde. Hatte ich nicht genau
darüber noch vor wenigen Stunden mit meinem Vater
gesprochen?

>>Nein<<, unterbrach das Schwein meinen
Gedankengang.

>>Wir sind nicht in die Zukunft gereist. Schließlich
wolltest Du ja nicht wissen, ob der Mensch *zukünftig*
ein Fleisch,- oder Pflanzenfresser wird, sondern, was er
ursprünglich war.<<

Entsetzt blickte ich die Sau an. War das Viech etwa
gerade in meinen Gedanken spazieren gegangen? Doch
bevor ich dazu eine Frage stellen konnte, entgegnete
mir Nastenka erneut unaufgefordert.

>>Ja, sei mir nicht böse. Aber natürlich sehe ich Deine
Gedanken, sie werden zu einem Teil von mir. Auch
spüre ich Deine Freude oder Deinen Schmerz. Dies
muss so sein, damit ich Dich sicher durch diese Reise
begleiten kann. Alle Stationen dieser Reise befinden
sich vor der Zeit, in der Du zur Reise antratst. Da die
Zeit aber eigentlich zeitlos ist, kann ich Dir jedenfalls
keine Zeitangaben machen, wo wir uns gerade
befinden. Eure Zeiteinheitsrechner sind für den
Kosmos nämlich ohne jegliche Bedeutung. Ihr nennt

Eure Erfindung meines Wissens Kalender. Wieder einer der völlig nutzlosen Dinge, die Euch den Blick für das Wesentliche verschleiert.<<

Langsam ging mir die Sau auf den Zeiger. Was für eine Klugscheißerin! Aber so was durfte ich ja ebenso nicht denken, da Nastenka dies sofort sehen würde.

Und beleidigen wollte ich die Sau nun doch nicht.

So nen Mist. Das war also dieses so genannte Kollektiv-Bewußtsein, oder auch Telepathie genannt.

Konnte ich gerne darauf verzichten. Aber wie konnte ich es schaffen, dass ich eine Mauer um meinen Geist errichten konnte, damit meine Privatsphäre gewahrt blieb?

>>Gar nicht<<, quitschte Nastenka. >>Ups, entschuldige....<<, sprach es und grinste mich wieder über das ganze Gesicht an.

Tief einatmen und ausatmen, dachte ich. Eh ich noch explodiere.

Dann aber überlegte ich. Die Frau ging neben einem Wolf spazieren. Ein Mann teilte seine Früchte mit einer Hirschkuh. Bilder voller Harmonie. War doch klar, dass der Mensch also ursprünglich ein Pflanzenesser war.

>>Nastenka, ich denke, wir können zurück kehren. Meine Frage ist beantwortet.<<

Nastenka schaute mich skeptisch an.

>>Bist Du sicher, dass Du die Tochter Deines Vaters bist?<<

Empört schaute ich die Sau an.

>>Wie meinst Du das denn?<<

>>Nun, Du stellst zwar kluge Fragen, aber gibst Dich schnell mit einer Antwort zufrieden. Du hinterfragst nicht, geschweige denn, dass Du verifizieren würdest.<<

Dachte ich doch, echt ne Klugscheißerin.

>>Und abgesehen davon<<, fuhr Nastenka fort, >>ist die Reise noch lange nicht zu Ende. Wir sind gerade erst aufgebrochen. Du wirst noch viele Bilder zu sehen bekommen. Und wie ich schon versuchte, Dir mitzuteilen. Die Stationen unserer Reise liegen zwar von Deinem Standpunkt gesehen, alle in der Vergangenheit, unterliegen aber keiner zeitlichen Chronologie. Die Eindrücke zu ordnen und zu bewerten, wird ganz allein bei Dir liegen.<<

Beschämt schwieg ich. Stimmt, so was in der Art hatte mir das Schwein schon mitgeteilt. Ich hatte einfach nicht richtig zu gehört. Ob es daran lag, mit der ungewohnten Situation umgehen zu lernen, dass eine Sau zu mir sprach? Oder überhaupt an den ungewöhnlichen Umständen dieser ganz und gar ungewöhnlichen Reise?

Jedenfalls beschloss ich, von nun an aufmerksamer zu zu hören. Und ich nahm mir fest vor, soviel Eindrücke wie möglich von dieser Reise mit zu nehmen.

Also schaute ich wieder auf das Bild, welches sich mir bot. Die Frau war mittlerweile bei dem Mann angekommen.

Beide schauten sich lächelnd an. Und der Wolf sprang freudig grüßend um die Hirschkuh umher. Die Menschen sprachen wenig. Wenig?, dachte ich. Nein, eigentlich hatte ich sie noch gar nicht sprechen gehört. Sie schienen sich völlig ohne Worte zu verstehen. Und dennoch drängte sich mir der Eindruck auf, dass alles Wesentliche zwischen den Beiden ausgetauscht wurde.

sssssssssssssss, war gegebenenfalls noch alles, was ich vernehmen konnte.

Sssssssssssssss , ein leises Vibrieren in der Luft. Keinesfalls störend, sondern angenehm und kaum wahrnehmbar. So stellte ich mir vor, müsste sich Energie anhören, wenn ich sie denn hören könnte.

Nastenka schaute mich erwartungsvoll an. Dass sich die Sau quasi nicht aus meinen Gedanken raus klinken konnte oder wollte, das hatte ich ja nun begriffen.

Aber was erwartete sie nun von mir. Was sollte ich für Schlüsse aus dem ziehen, dass sich das „ssssssssssssss" für mich wie Energie anhörte? Keine Ahnung. Lieber wollte ich die Eindrücke der Lichtung noch in mir ruhen lassen.

Da unterbrach mich Nastenka. >>Es ist Zeit, weiter zu ziehen. Dieses mal brauchst Du die Augen nicht zu schließen, da wir uns nur ein ganz kleines Stück weiter bewegen werden.

Diese Strecke ist so gering und befindet sich vor allen Dingen noch innerhalb des gleichen Tages, dass Du keinen Schaden nehmen wirst, wenn Du die Augen auf lässt. Aber wenn Du das nicht magst, schließ sie einfach wieder. Du weißt ja, ein leichter Druck von meiner Klaue, und wir sind angekommen.<<

Festen Blickes schaute ich Nastenka an.

>>Nein, ist schon okay, ich möchte es sehen. Lass uns los ziehen.<<

Mein Schwein lächelte mich an.

Dann stieß sie uns ab. Das angenehm klingende „ssssssssssssss" verstärkte sich, und wir flogen los.

41

Wow, what a feeling!, dachte ich und schaute mit weit aufgerissenen Augen zu. Unfähig, selber Einfluss nehmen zu können, erwartete ich, dass Nastenka uns weit in die Lüfte tragen würde, um die Reiseetappe mit mir zu überwinden. Aber weit gefehlt. Nastenka hatte dies wohl nicht für nötig erachtet. Kaum 10 Meter hoch hatte sie uns in die Lüfte getragen und hielt uns Richtung Osten.

Unbeirrt behielt sie die einmal gewählte Reisehöhe bei. Sah sie denn nicht, dass da vor uns ein kleiner Wald auftauchte. Wald war ja okay, aber sie musste doch sehen, dass die Baumriesen dort sicherlich über 10 Meter hoch waren. Mir erschienen sie jedenfalls riesig. Aber Nastenka machte gar keine Anstalten, unsere Reisehöhe an zu passen. Verdammt dachte ich,....das gibt es doch nicht. Die Scheißbäume kommen immer näher, gleich klatscht es. Und ein unbeschreiblich mieses Gefühl der Panik machte sich in meiner Brust breit.

Sollte ich hier den Tod finden. Auf einer Reise mit einem Schwein. Keine Sau würde mir das glauben.

Und abgesehen davon, i c h konnte doch unmöglich heute sterben.

I c h war doch noch viel zu jung.

I c h kann doch unmöglich gleich tot sein, dachte ich.

Voller Angst wollte ich meine Augen schließen.

Meine Panik ließ es jedoch nicht zu. So sah ich
sterbenden Auges zu, wie der Aufprall auf den ersten
Baumriesen unverzüglich näher rückte. Noch 5 Meter,
noch 3 Meter, ...Aufprall.

So fühlte sich also der Tod an.

Voller Licht, voller Energie, ein starkes Gefühl der
Liebe. Die Augen immer noch weit
aufgerissen und eifrig bemüht, die erfassten Bilder
meinem Gehirn zwecks Weiterverarbeitung zu
übermitteln, brauchte mein Hirn doch ein wenig
länger, um folgendes zu verarbeiten. Nein, ich war
nicht tot. (Vermutlich hatte mein Hirn sich noch ne
Bestätigung von meinem Herzmuskel, meinen Ohren
oder anderen Körperorganen geholt, eh es zu diesem
Schluss kommen konnte. Jedenfalls hatten wir beide
unbeschadet den Baumriesen durchquert. So schnell,
dass es meinem Auge nicht möglich gewesen war, das
Bauminnere fest halten zu können. Das einzige, was
meinem Hirn an Informationen hiervon geblieben
war, war dieses Gefühl von Energie. Dieses
unbeschreibliche Empfinden von Leichtigkeit und

Frieden. Einfach das Gefühl einer allumfassenden Liebe.

Dass wir in der Zwischenzeit schon einige weiterer Baumriesen durchquert hatten, war mir noch gar nicht aufgefallen. Meine Panik war jedenfalls völlig verschwunden. Nur noch Ruhe und Liebe durchdrang mich. Ich fühlte mich wie ein einziges „sssssssssssssss" So sehr ich mich jedoch auch bemühte,...es wollte mir einfach nicht gelingen, bei den noch folgenden Baumdurchquerungen meine von den Augen gesammelte Informationen von meinem Hirn verarbeiten lassen zu können. Einzig ein bläuliches Licht erschien in meinem Kopf. Und da ich wusste, dass so Bäume nicht von innen aussahen, konnte dies ja unmöglich ein reales Bild sein.

Sah ich, oder sahen wir Menschen vielleicht gar nicht mit den Augen? Waren unsere Augen lediglich dazu da, Informationen mittels Sehnerv an unser Gehirn zu übermitteln, auf dass unser Hirn in der Lage war zu sehen? Aber wenn das tatsächlich der Fall war, wer konnte mir denn dann garantieren, dass mein Hirn auch das sah, was ihm meine Augen übermittelten? Vielleicht nahm mein Hirn ja selber noch Einfluß auf die Bilder und sah somit nur das, was es sehen wollte.

Konnte AS, welcher mein Lieblingsbuch „Der kleine Prinz" geschrieben hatte, was ganz anderes gemeint haben, als er schrieb:" Nur mit den Herzen kannst Du richtig sehen. Das Wesentliche ist für die Augen unsichtbar"?[iv]

>>Keine Sorge, Verena<<, ließ sich da wieder die Stimme meines Krafttieres in meinem Kopf vernehmen.

>>Du hast gerade eine sehr wertvolle Erkenntnis gewonnen. Denk mal weiter und auch später erneut darüber nach. Für unsere Reise gelten jedoch andere Gesetze, wie Du sie bisher kanntest. Daher kannst Du alle Informationen, wie Du sie hierbei sammeln wirst, als real betrachten. Einzig die Bewertung obliegt Dir selber.<<

Für Nastenka machte es wohl keinerlei Schwierigkeiten, unsere Reise sicher zu navigieren, gleichzeitig meinen Gedanken zu lauschen und selber auch noch zu quatschen, dachte ich. Weiß der Geier, was das Viech sonst noch alles während unseres Fluges erledigt.

>>Stimmt<<,..gluckste das Schwein,....>>vielleicht bist Du ja doch Deines Vater´s Tochter<< und grinste mich frech an.

Kapitel IV
Echsen, ein scheiß Gefühl

Anhand der Reisegeschwindigkeit konnte ich erahnen,
dass unser nächstes Etappenziel wohl in greifbarer
Nähe liegen musste.
Wir wurden langsamer.
und wie von Geisterhand getragen, stoppten wir,
wieder in einem Waldstück. Nur war es hier dichter
bewaldet. Auch fehlten all das Gemüse, das Korn,
selbst ein Teil der vielen Blumen, deren Anblick ich
bei unserer letzten Etappe noch so sehr genossen hatte.
Die Gerüche waren die Selben. Nur die Geräusche
waren anders. Hier fehlte etwas. Nach einem kurzen
Moment des Innehaltens wusste ich auch, was es war.
Es fehlten die Geräusche der Insekten. Weder konnte
ich einen Flügelschlag eines Schmetterlings
vernehmen, noch das sanfte Gebrumm der Biene oder
einer Hummel. Auch das Rauschen des Windes klang
hier irgendwie anders. Fast so, wie zu Hause, aber
jedenfalls gänzlich anders als auf der Lichtung. Und
das, was vor allen Dingen fehlte, war dieses leichte
„sssssssssssssss". Wie schnell hatte ich mich mit dem
sanft klingenden, an Energie erinnernden Geräusch

vertraut gemacht. So vertraut, dass ich es jetzt bereits vermisste. Wie war das möglich? Und hatte Nastenka nicht gesagt, wir wären nur ein kurzes Stück unterwegs gewesen, befänden uns aber noch am selben Tag?

Obwohl die Sau sicherlich auch diese meine Fragen wieder in meinem Kopf mitgehört hatte, verzichtete sie jedenfalls geflissentlich darauf, mir auch nur auf einer Frage hiervon zu antworten. „Blödes Schwein", dachte ich und beschloss zu schmollen.

Dieser Entschluss hielt jedoch nur wenige Augenblicke, denn eine Bewegung lenkte mich ab. Wie süß, dachte ich, ein junges Reh trat zwischen zwei Bäumen hervor. Gerade so alt, dass es die Flecken auf seinem Fell wohl verloren haben mochte.

Aber warum war das Tier so unruhig? Meine Reiseführerin hatte mir doch gesagt, dass ich zwar alles fühlen und sehen könnte, uns hingegen die Lebewesen bei unseren Reiseetappen nicht bemerken würden. Trotzdem konnte ich deutlich spüren, dass das junge Reh beunruhigt war. Sein Herzschlag ging spürbar schneller. Sein Puls raste und seine Augen blickten suchend umher, die Nase witternd in den Wind gehoben. Ganz behutsam setzte es einen Fuß vor den anderen, ohne sich bewusst werden zu können, was ihm so viel Angst einjagen könnte.

Noch als ich über dieses Rätsel grübelte, sprang plötzlich geräuschvoll ein Mann aus dem hohen Gras. Seine rechte Hand umfasste einen Speer, den er dem jungen Reh hinter her schleuderte. Auch an anderen Stellen brachen nun Menschen aus dem Gras, in dem sie sich verborgen gehalten hatten. Schnell hob sich eine Speerhand nach der anderen, um alsdann die geflügelten Boten des Todes dem weghetzenden Wild hinterher zu werfen. Nur Sekunden entschieden über das Schicksal des Rehs. Oder aber eine unbedachte Fluchtbewegung. Jedenfalls traf der erste Speer sein Ziel, und blieb im rechten Hinterlauf des Tieres stecken. Sein Schrei war unbeschreiblich. Aber noch schlimmer, wie sein Schrei, erklang mir das Schlagen seines Herzens. Voller Panik. Voller Schmerz und ohne Hoffnung, dem drohenden Tod entkommen zu können. Das Tier produzierte Unmengen von Streßpheromonen. Adrenalin pumpte durch seine Blutbahn. Da, ein zweiter Speer traf sein Ziel. Dieser blieb in einem Vorderlauf stecken. Das Reh brach nun endgültig zusammen. Stumm schauten mich seine Augen an, während seine Lebenskraft nur langsam schwand. Es hatte keine Chance mehr, zu entkommen und es war sich dessen vollkommen bewusst. Wenn nur nicht der Schmerz da wäre. Das Reh dachte an all die vielen Wiesen, von denen ihm seine Eltern erzählt hatten, und die es noch besuchen wollte. Kräuter, so wohl duftend, dass einem der Schmalz im Maul zerlaufen konnte.

Rehböcke, die stolz und kühn um ein schönes Reh wie sie buhlen würden. All diese wunderbaren, noch zu lebenden Momente, vergingen in diesen Augenblicken des Schmerzes und der Pein.

Langsam kamen die Männer näher. Sie hatten es nicht eilig. Wussten sie doch, dass ihnen ihre Beute nicht mehr entkommen konnte. Sie beglückwünschten sich und sprachen in einer mir unbekannten Sprache ein paar Worte miteinander. Dennoch konnte ich die gutturalen Laute der Männer zur Gänze verstehen, gerade so, als wenn sie mein gewohntes Eifler Platt gesprochen hätten.

>>Guter Wurf. Da werden sich die anderen aber freuen<<, sagte der eine in diesem brummigen Lauten.

>>Ja, endlich mal ne Abwechslung zu dem Grünzeugdreck<<, antwortete der Andere. Für den Schmerz des Tieres hatte keiner der heran nahenden

Menschen auch nur einen Gedanken übrig. Keiner kam auf die Idee, das arme Tier wenigstens von seinem Leid zu erlösen. Stattdessen entbrannte ein Streit, wem das größte Stück des Tieres zustand. Einige Augenblicke vergingen. Mir kamen sie vor, wie eine Ewigkeit. Auch mein Puls raste. Längst hatte auch mein Körper angefangen, Unmengen von Adrenalin aus zu schütten. Aber im Gegensatz zu dem Reh war mein Schmerz nur ein seelischer. Während ich vor lauter Schmerz, unbemerkt von den Anwesenden, meine Wut raus schrie, starb das Reh - mit körperlichen und seelischen Schmerzen, einen langsamen Tod. Endlich war sein Blick gebrochen. Seine Seele konnte sich aufmachen zu seiner nächsten Reiseetappe.

Ich weinte. Meine Tränen wollten nicht versiegen. Was waren das bloß für Menschen, dachte ich.

>>Nicht viel andere, wie Du auch einer bist. Nur, dass Du Dir noch ein wenig Gefühl bewahrt hast<<, vernahm ich wieder Nastenkas Stimme.

>>Glaubst Du denn wirklich, Deine Currywurst oder Dein Grillfleisch wachsen bereits in Zelluphanpackungen heran? Auch dies waren Tiere,

die sterben mussten, damit die Menschen einen kurzen Moment des Genusses erleben können.‹‹

Am liebsten hätte ich der Sau eine geknallt. Das war doch nicht das gleiche. Die hatte doch keine Ahnung. Unser Fleisch wurde jedenfalls nicht gequält, sondern konnte liebevoll heran wachsen, bis es in einem kurzen Moment der Achtsamkeit schnell und schmerzlos getötet wurde.
So etwas konnte doch keine Sau der Welt mit diesem Gemetzel hier im Wald vergleichen.

Ich schaute mir die Männer genauer an. Sie hatten den gleichen Wuchs, wie der Mann von der Lichtung. Aber statt eines einfachen Schutzes für ihre Genitalien trugen sie Kleidung aus Fellen. Und reden konnten sie auch miteinander. Auch wenn ihre Worte zu einem großen Teil dazu führten, dass sie sich stritten. Jedenfalls waren ihre Gesichtszüge nicht so feingliedrig, wie die der zwei Menschen auf der Lichtung. Ihre Haut war herber, ihre Knochenstrukturen grober. Dennoch blitzten intelligente Augen aus den Gesichtern hervor. Irgendwie erinnerten mich diese Menschen an Echsen.

Ob sie, und die Krokodile meiner Zeit vielleicht sogar miteinander verwandt waren?

>>Ganz auszuschließen ist das tatsächlich nicht,<< ließ sich da wieder Nastenka vernehmen.

>>Aber das wäre ein Thema für eine weitere Reise und hat mit dieser nichts zutun.<<

>>Und abgesehen davon stinken diese Menschen<<, erwiderte ich.

>>Auch wenn ich nicht so gut riechen kann, wie Du, kann ich doch deutlich deren Gestank wahrnehmen. So haben die zwei von der Lichtung aber nicht gerochen.<<

Nastenka schaute mich prüfend an.

>>Du kannst auf unserer Reise genauso gut riechen, wie ich. Und nicht nur das. Hast Du Dich nicht gewundert, dass Du den Pulsschlag des Tieres vernehmen konntest. Oder seinen Herzschlag zu verspüren vermochtest? Du kannst auf dieser Reise alles deutlich wahrnehmen, worauf Du immer Dich auch konzentrieren wirst. Anders wäre es auch nicht möglich, dass Du eine Wahrheit für Dich heraus finden könntest.

Warum wunderst Du Dich aber, dass diese Menschen stinken? Sie tragen ausschließlich Kleidung, welche aus

verwesenden Materialien gefertigt wurden. Ihre
Nahrung besteht bei jeder sich bietenden Gelegenheit
aus totem Aas. Ihre Nasen haben sich lediglich daran
gewöhnt und ihr Geruchssinn ist abgestumpft. So
können sie leichter damit leben. Sie merken den
Gestank gar nicht mehr.
Daher müssen sie die Tiere des Waldes jagen. Denn
vor dem Geruch des Todes geht jedes Wesen laufen.<<
Aha, dachte ich. Das war also der Grund, warum nicht
weit entfernt von hier Menschen leben konnten, zu
denen die Tiere des Waldes Vertrauen hatten. Sie
verströmten keinen Gestank nach totem Tier.

Ob ich auch immer so roch, wenn ich bei Mc Donalds
Burger gegessen hatte?
Und dabei mochte ich den Laden doch so gerne,
obwohl ich meinem Vater zu Liebe nur noch selten
hin ging. Der Geschmack eines Big Mäck, lecker. Und
damit habe ich meine Gefährtin jetzt hoffentlich nicht
beleidigt. Schließlich werden die Burger ja nicht aus
Schwein, sondern aus Rindfleisch hergestellt.

Wie war das denn? Wenn ich richtig überlegte, und
mir die Situationen bewusst machte,.... dann stimmte

es. An einem Tag nach einem Mäckes Besuch begrüßten mich unsere Hunde besonders stürmisch und versuchten, mir das ganze Gesicht abzulecken.

Meine sonst zutraulichen Kaninchen oder unsere zwei Pferde dagegen, verhielten sich jedoch gereizter.

Ob das wirklich an dem Geruch des herannahenden Todes lag?

Noch ehe ich mich weiter in den Irrungen meiner Gedankengänge verlieren konnte, schickten sich die Männer an, zu gehen. Der Größte von Ihnen warf sich das Reh achtlos über die Schulter und stapfte los. Die anderen folgten ihm.

Ohne dass wir unsere Position verändern mussten, konnten wir die kurze Wanderung der Jäger verfolgen, deren Ziel eine kleine Siedlung war. Vermutlich lag dies daran, dass wirklich nahezu alle mir bis dahin bekannten physikalischen Gesetze hier wohl außer Kraft gesetzt waren.

Jedenfalls war das Wort Siedlung wohl doch ein wenig überzogen. Ein paar Baumhütten aus Weiden standen im Kreis, um diese herum wuchs eine Phalanx aus Hölzern. Und das war es. In der Mitte des Platzes, zwischen den Hütten war eine große Feuerstelle eingerichtet, zwei Frauen passten auf die Flammen auf. Kaum, dass die Männer den Platz betreten hatten, stürzten sich die Frauen aufgeregt schnatternd auf sie zu. Ein paar Kinder und eine alte Frau kamen, durch den Lärm angelockt, aus den Hütten hervor und umringten die Männer. Ehrfurchtsvoll schauten sie den großen Jäger an, der Ihnen das Fleisch gebracht hatte. Eine der beiden Frauen, welche zuvor das Feuer bewacht hatte, blickte dem großen Jäger besonders tief in die Augen. Und das nicht nur einmal.

Das Wildbret wurde sogleich verarbeitet. Erstaunlich war, dass wirklich alles verwertet wurde. Das Fell wurde abgezogen, die Innenhaut mit einem spitzen Stein von der alten Frau abgeschabt.

Während dessen zerlegten die beiden Frauen das Fleisch, wobei sie darauf achteten, keine Knochen zu verlieren.

>>Ob das einen religiösen oder kulturellen Hintergrund hat?<<, dachte ich.

>>Weder noch<<, mischte sich Nastenka wieder ein.

>>Es gab zwar tatsächlich Zeiten, indem solches die Gründe lieferte, keine Knochen zu verlieren. Man denke nur mal an Odin und seine Schafe. Aber hier bei

diesen Menschen sind es eher praktische Gründe. Aus den kleinen spitzen Knochen werden wieder Speerspitzen gehauen. Die großen Knochen aus der Schulter werden als Schlegel genutzt, um das Korn zu plätten. Und so weiter und sofort. Ja, pfiffig sind diese Menschen zweifellos.<<

Fasziniert betrachtete ich weiter die Scenerie vor meinen Augen. Es wollte mir kaum in den Kopf, dass diese Menschen vor mir und die zwei, welche ich an der Lichtung beobachten durfte, Menschen des gleichen Zeitalters waren. Besser gesagt noch, Menschen des gleichen Tages. Hier geschäftiges Treiben, klare Rollenverteilungen und schon erkennbare fortschrittliche und somit technokratische Strukturen. Auf der Lichtung dagegen wuchs alles, wie es die Schöpfung vorgesehen hatte. Mensch und Tier lebten im Einvernehmen. Aber von Fortschritt war keine Spur zu entdecken gewesen. Wobei ich nicht den Eindruck gewonnen hatte, dass es dadurch auch nur irgendwie an Komfort gemangelt hätte.

Dennoch hatte mir die Lichtung deutlich besser gefallen. Diese Liebe, welche ich dort gefühlt hatte, war unbeschreiblich und ich spürte sogleich erneut eine tiefe Sehnsucht in mir, die mich wieder dorthin zurück drängen wollte.

Von dieser liebevollen Energie war hier dagegen nichts zu spüren. Es herrschte zwar eine heitere und friedfertige Stimmung, aber was ich schmerzlich vermisste, war dieses „sssssssssssssss".

Nachdem das Fleisch zerlegt war, kümmerten sich die beiden Frauen darum, es auf dem Feuer zu braten. Die Kinder umringten sie dabei, immer in der Hoffnung, schon vorab einen kleinen Fleischfetzen ergattern zu können.

Die alte Frau hatte in der Zwischenzeit die Innenhaut gänzlich vom Fell, der Oberhaut, abgetrennt und spannte nun das Fell zwischen ein paar Bäumen zum Trocknen auf. Die Männer hatten sich derweil unter einem Baum gesetzt und sprachen hitzig miteinander. Bei Anbruch der Dämmerung waren die ersten Fleischbrocken fertig, und die Männer kamen nun zum Feuer, vom Bratenduft angelockt. Der große Jäger nahm einen kleinen Brocken, und reichte diesen einen seiner Jagdgefährten. Dann gab er dem nächsten einen Fleischbrocken. So versorgte er einen nach dem anderen mit Fleisch, wobei er genau darauf achtete, wer die größeren oder kleineren Stücke erhielt. Auch die Frauen und sogar die Kinder bekamen ihren Teil ab. Zuletzt nahm er sich selber das größte Stück Fleisch und begann, genüsslich daran zu kauen. Das Gelage ging bis weit nach Mitternacht und hörte nicht auf, bis auch das letzte Stück Fleisch verzehrt war. Dann stand der große Jäger auf und ging zu einer der Hütten. Wenig später folgte ihm die Frau, welche ihm bei der Ankunft so tief in die Augen geblickt hatte. Ich konnte meine Neugier kaum beherrschen. Was mochte nun in dieser Hütte passieren. Aber hatte Nastenka nicht gesagt, dass ich alles sehen und fühlen konnte, wenn ich mich nur darauf konzentrieren würde. Also konzentrierte ich mich auf das Hütteninnere. Das erste, was ich wahrnahm, war der Geruch von Schweiß und Erregung. Dann sah ich deutlich, wie der Mann zwischen den Beinen der Frau liegend, immer wieder grunzend in sie einstieß. Die Frau keuchte. Die Stoßbewegungen wurden schneller. Und obwohl ich deutlich den Geruch der Erregung von beiden ausgehend bemerken konnte, fehlte ein verbindendes Element zwischen den Beiden. Fast hatte ich das Gefühl, als würden zwei Menschen ortsnah masturbieren, allerdings jeder für sich, uninteressiert an den Gefühlen des Anderen. Und völlig ohne echtes Interesse an einer wirklich spürbaren Vereinigung. Nein, so hatte ich mir Liebe nicht vorgestellt. Das hatte mit meinem Kopfkino, wie ich mir zuweilen meinen ersten Sex ausmalte, nun gar nichts mit Liebe zu tun.

>>Keine Angst, Verena. Das hat auch nichts mit Liebe zu tun. Wenn sich zwei Seelen in Liebe zugetan sind, und sexuell miteinander verkehren, dann schaffen sie beide einen Raum der Liebe und geben einer geliebten Seele die Möglichkeit, geboren zu werden. Was Du hier erlebst, ist Sex, ohne Liebe. Auch dabei werden oft Seelen wieder geboren, ihnen fehlt meist nur das Gefühl, in einem geliebten Raum geboren zu werden.<<

Ich hatte genug gesehen. Voller Enttäuschung zog sich mein Blick wieder aus der Hütte zurück, nur um sogleich auf einen der Jäger zu fallen, der sich unbemerkt von den anderen zur besagten Hütte geschlichen hatte und angestrengt hinein horchte. Auch seine Gefühle konnte ich deutlich wahrnehmen. Zuerst spürte ich seine Erregung. Aber die wurde schon fast überlagert von seiner Wut. Wut auf den großen Jäger, der das bekam, was er gerne gehabt hätte. Dabei dachte er weniger an die Frau als Mensch, sondern an die Wärme zwischen ihren Beinen. Fast schien es so, als wenn es ihm ziemlich egal gewesen wäre, welche weiblichen Beine er da vor sich liegen haben könnte. Mir wurde schlecht.

>>Bitte, Nastenka. Lass uns aufbrechen. Ich habe genug von diesem Ort.<< Und ohne eine Antwort ab zu warten, schloss ich die Augen und wartete, dass Nastenka uns fort führte.
Nastenka strich mit ihrer Klaue einmal zärtlich über mein Haar. Und obwohl sie als Schwein ja Klauen hatte und keine Hände, kam mir ihre Berührung genauso nahe, wie wenn mich einer meiner Elternteile als Kind beim Schlafen gehen zugedeckt und mir noch einmal über meinen Kopf gestreichelt hatte.

Kapitel V
Die Kakushöhlen
Samhain - Tor zur Anderswelt

Und dann ging es auch schon wieder los.

Wieder einmal war es mir nicht möglich zu merken,
ob wir nun lange oder nur kurz reisten. Während der
Reiseabschnitte hatte ich absolut kein Zeitgefühl.

Schon spürte ich wieder den Druck ihrer Klaue, und
machte meine Augen auf.

Was würde mich dieses mal erwarten?

Eine Höhle.

Eine Höhle?

Ja, eine Höhle. Aber irgendwie kam mir diese Höhle
sehr vertraut vor. Ich schaute mich aufmerksam um.

Nastenka und ich waren in mitten einer geräumigen
Höhle, welche groß genug war, um auch hundert
Menschen oder mehr hätte Platz und Sicherheit geben
zu können.

Vor mir war ein Ende der Höhle offen und bot einen
herrlichen Panoramablick auf den Wald.

Ich kannte diesen Platz. Das war eine der
Kakushöhlen[v] in der Eifel. Genau genommen, die
große Kakushöhle.

Mein Vater hatte mich hierhin schon einmal mitgenommen. Es war ein schöner Tag gewesen. Zunächst waren mein Vater und ich noch ganz normal und zivilisiert über die vorgegeben Wanderpfade in das Gelände gegangen. Einmal den klassischen Rundgang und schön brav alle angebrachten Tafeln durch gelesen. Dann die kleine und große Kakushöhle aufgesucht und uns an den Baumriesen und den an den Felsplateaus herauf windenden Wurzelstöcken erfreut. Das war schon klasse. Mein Vater freute sich, dass ich ihm so aufmerksam zuhörte und auch nicht lachte, als er mir erklärte, dass dies ein magischer Ort sei. Ein so genannter Kraftort. Dann war unser Rundgang irgendwann aber auch zu Ende. Aber anstatt zum Jaguar zurück zu kehren, schickte sich mein Vater erneut an, wieder zu dem ersten Abschnitt des Rundgangs aufzusteigen. Ich folgte ihm verwundert. Oben angekommen, fragte ich ihn, warum wir noch mal die Tour machen sollten. Mein Vater lächelte mich an und meinte:

>>Nun, mein Spatz. Gerade beim ersten Mal haben wir diesen Ort erlebt, wie wir ihn erleben sollten. Wir haben aufmerksam alle Beschilderungen und Hinweistafeln durchgelesen und haben genau darauf

geachtet, nicht die vorgeschriebenen Wege zu
verlassen.

Auch haben wir alle Informationen gesehen, welche
wir zu diesem Ort bekommen sollten. Und Du hast
mich stolz gemacht, dass Du alle Informationen so
sorgfältig aufgenommen hast. Nun werden wir noch
mal diese Tour gehen. Du weißt, dass das Gelände
teilweise sehr hoch ist, dass an manchen Stellen die
Gefahr besteht, jäh herabzustürzen und es verboten
ist, diese Wege zu verlassen.

Nun werden wir diese Wege verlassen. Du bist
reif genug, Dich nicht unnötig in Gefahr zu begeben.
Und Du bist klug genug, Risiken hier abwägen zu
können. Von daher brauchst Du nicht bei mir zu
bleiben. Du wirst mich immer wieder finden, wenn
Du mich den finden möchtest.

Wichtig ist nur, dass DU dieses mal alle Eindrücke
versuchst auf zu nehmen, die DIR wichtig sind. Egal,
ob sie auf einem Hinweisschild stehen oder sich in
einer Kastanie verbergen mögen.<<

Und dabei grinste er mich an.

>>Verlass gleich hier den Pfad und gehe direkt durch
diesen Wald. Und dabei zeigte er auf einige
Baumriesen, welche dicht umschlungen von

Pflanzenranken den Einlass zu einer anderen Welt signalisierten.<<

Ich weiß noch, wie ungläubig ich meinen Vater angeschaut hatte. Ausgerechnet er achtete doch immer darauf, dass mir, seiner Prinzessin nichts passieren konnte. Und nun wollte er mich tatsächlich allein auf Entdeckungstour los ziehen lassen. Erlaubte er sich womöglich einen Scherz mit mir? Aber nein, sein Grinsen war nicht sarkastisch, sondern spitzbübisch.

Also zog ich erleichterten und klopfendes Herzens los. Bereit, altes Keltenland zu erobern. Und einer Eroberung kam diese Entdeckungstour tatsächlich sehr nahe. Darauf achtend, das in mich gesetzte Vertrauen meines Vaters nicht zu enttäuschen, passte ich auf, dass ich nicht unversehen einen Felsspalt runterstürzen konnte. Dennoch ließ ich aber auch meiner Neugier und meiner Unruhe freien Lauf. So fand ich eine kleine, kaum wahrnehmbare Höhlenöffnung, durch welche ich mich kriechend auf alle viere durch zwängte. Dieses Loch war so klein, dass ich Mühe hatte, mich durch zu zwängen und innen nicht mit den Kopf an die Steindecke anzustoßen. Anders als die anderen kleine Löcher, in welche ich bei meiner Tour schon rein gekrabbelt war, ging dieses Loch aber weiter, sodass ich mich in eine Welt des Steins begab, in der Dunkelheit und Stille herrschten. Mich ganz auf meine inneren Sinne verlassend, und keinen Gedanken an die vielen Fledermausarten verschwendend, welche hier laut Hinweistafeln eine Heimat gefunden hatten, durchforschte ich die Höhlenkriechgänge. Ganz im Sinne von Tom und Becky.[vi] Im Gegensatz zu Tom und Becky gelang es mir jedoch merklich schneller, einen Weg durch das Labyrinth zu finden und schon eine Viertel Stunde später konnte ich mich bereits aufrichten und folgte den Wirrungen im Stein.

Sehr gut. Mein Vater würde mich nicht betrauern müssen, wie es der Richter und Tante Polly taten, da sie dachten, die Kinder seien umgekommen. Bald darauf wurde es auch schon ein wenig heller, die Schwärze des Felsinneren lichtete sich, was mir signalisierte, dass ich wohl bald auf die kleine oder große Kakushöhle treffen musste. Es war die große Kakushöhle. Und wer saß in Mitten dieser Höhle im Schneidersitz und starrte durch eine natürliche Öffnung der Höhlendecke. Mein Vater.

>>Hallo Spatz. Was meinst Du? War die Öffnung schon immer da oben und die Kelten haben das früher als Rauchabzug genutzt, oder ob da einer hoch

geklettert sein mag, um die Öffnung rein zu
kloppen?<<

Kein Wort des Erstaunens, woher ich gerade
gekommen war, und wie es mir gelungen war, zu ihm
in diese Höhle zu gelangen, ohne einen der beiden
„normalen" Eingänge genutzt zu haben. Kein Wort
der Erleichterung, dass ich unbeschadet wieder zurück
gefunden hatte. Sein Vertrauen in mir musste wirklich
groß sein.

Ich setzte mich neben ihm und schaute hoch.

>>Keine Ahnung, Papa. Aber mein Gefühl sagt mir,
das das Loch schon da war, und es die Kelten einfach
genutzt haben.<<

Und dann fing ich an, ihm atemlos von meinen
Entdeckungen zu erzählen. Und mein Vater hörte
lächelnd und aufmerksam zu.

In einer für mich schwierigen Zeit war das einer der
schönsten Momente, die ich mit meinem Vater erleben
durfte. Es war einer der Momente, wo ich ihn mal
wieder ganz für mich allein hatte.

Ja, diese Höhle kannte ich.

>>Nastenka, Warum hast Du uns gerade hierhin
geführt. Es ist ein wunderbarer Ort, aber ich sehe hier
keinen Menschen.<<

Nastenka schaute mich an.

> >Dein Vater hatte Recht. Dies ist hier wirklich ein Kraftort. Und Du hast hier einen schönen Tag erlebt. Nach unsere letzten Reiseetappe dachte ich, es wäre mal an der Zeit, eine kurze Pause ein zu legen. Und wo könnten wir dies besser tun, als an einem Ort, der Dir vertraut ist, und der es mir ermöglicht, dieses Höhlenfester dort zu nutzen, um uns Einblicke in verschiedene Momente zu schenken. Das spart mir ein wenig Kraft, welche ich noch brauchen werde, um uns sicher durch die restlichen Reiseetappen zu führen. Bleib jetzt erst mal hier sitzen, ich werde kurz in den Wald gehen, um uns eine kleine Stärkung zu holen. Und dann werden wir die paar Stunden bis zu Samhain[vii] abwarten. In diesem Moment sind die Grenzen zur Anderswelt besonders dünn, und an einem Ort wie diesen, können wir viele Reiseabschnitte bequem zu uns holen. In Eurer Welt nennt Ihr das glaube ich, eine Präsentation.< <

Und grinsend machte sich die Sau in den Wald auf, ohne eine Entgegnung ab zu warten.

Was war das nun wieder für ein Gerede über Samhain, und warum wollte uns die Sau eine Stärkung holen? Fragen, welche blitzartig meine Sinne vernebelten, da meine Wahrnehmung durch diese Gedankenspiele abgelenkt wurde.

Aufmerksam schaute ich mich erneut in der Höhle um. Wie geräumig sie doch war. Hier hätten in Krisenzeiten wohl tatsächlich gerne hundert oder mehr Menschen Unterschlupf finden können. Wo mochte ein guter Platz sein, an dem ich bequem sitzen konnte, wenn mir Nastenka die Präsentation durch das große Höhlenfenster vorführen würde. Schließlich hatte ich mich für eine Ecke entschieden, von der ich die beiden Ein- und Ausgänge gut im Blick hatte. Dennoch aber sowohl einen guten Blick zum Höhlenfenster und ne Menge Fels im Rücken hatte. Was diese Höhle schon alles gesehen haben mochte. Oder erlebt. Aber konnte eine Höhle überhaupt etwas sehen oder erleben? Eigentlich doch kaum. Aber Bäume sahen ja auch von innen anders wie ich es erlebt hatte aus, wenn der Holzfäller sie klein spaltete, damit wir unseren Kachelofen befeuern konnten. Und doch hatte ich bei meiner Reise durch die Baumriesen dieses bläuliche Licht wahr genommen. Was war, wenn auch Stein oder Erde vielleicht mehr waren, als sie mir bislang immer vorgekommen sind?

Ob das was mit der Philosophie der vier Elemente zu tun hatte, von der mein Vater mal gesprochen hatte. Von Luft, Erde, Feuer und Wasser. Und hatte er nicht behauptet, dass im Prinzip nahezu alles aus dieser Welt aus mindestens diesen vier Elementen gebaut sei. Im gleichen Atemzug sprach er dann noch davon, dass aber viele Wesen, so zB der Mensch auch das fünfte Element noch als Bausubstanz hätte. Und das wäre der so genannte Atmos, oder so ähnlich. Ich weiß noch, dass er sich bekringelt hatte, als er mir glucksend erzählte, dass schon der alte Goethe sie alle an der Nase herum geführt hätte.

Wer sich seinen Faust genauer durch lesen würde, müsste eigentlich wissen, welches Geistes Kind er gewesen sei. Aber geschickt habe er das Ganze gut verpacken können.

Und wie ich mich noch so wunderte, warum ich plötzlich wieder so intensiv an meinen Vater denken musste, kam auch schon die Sau zurück.

Lustig sah es aus, wie sie die Höhle rein getappelt kam, etliche Kräuterzweige in ihrem Maul hängend.

Bilder von einem Wildschein nach einer erfolgreichen

Jagd drängten sich mir auf, wenn die Jäger dem erlegten Wild Äste ins Maul legten. Und vorbei war es wieder mal mit dem „lustig sein".

Nastenka ließ die Kräuter direkt neben mir zu Boden fallen und legte sich gleich neben mir. Auch ihr schien der Platz gut zu gefallen.

>>Was weißt Du eigentlich über Samhain?<<, wollte sie schließlich wissen.

>>Nun, druckste ich herum. Eigentlich gar nichts. Was soll ich auch schon darüber wissen. In der Schule haben wir jedenfalls darüber noch nie gesprochen.<< Nastenka lachte.

>>Der war gut. In der Schule wird kaum etwas Wesentliches über das Leben besprochen. Die Schulen sind doch eher dazu da, um eine gleich geschaltete Meinungsbildung in die nachfolgenden Generationen zu bringen. So regiert es sich leichter und im Übrigen schafft man dadurch ein wenig Wettbewerb, um dann die Guten des Systems zu belohnen. Was meinst Du denn, warum es eine so genannte Schulpflicht überhaupt gibt. In erster Linie dient sie doch eigentlich der Kontrolle und der Gewöhnung der jungen Generationen an die weiterführenden Kontrollen und Staatssysteme. Also da glaube ich Dir gerne, dass Du

von Samhain dort noch nichts gehört hast. Und
sicherlich auch genauso wenig über Jul, Imbolc,
Ostara, Beltane, Litha, Lammas und Madron.<<
Ich schwieg verblüfft. Von so einem Standpunkt aus
hatte ich das noch nie betrachtet. Aber verblüfft auch,
weil ich mir absolut nicht zusammen reimen konnte,
wie ne Sau solche Zusammenhänge überhaupt ziehen
konnte, geschweige denn mit Begriffen wie allgemeiner
Schulpflicht oder dergleichen überhaupt
argumentieren konnte. Eigentlich hatte ich ja geglaubt,
dass Nastenka mich nicht mehr erstaunen könnte.
Aber irgendwie schaffte sie es doch immer wieder.
>>Ja, meinst Du denn, dass wenn ich in Deinen
Gedanken lesen kann, ich nicht auch in der Lage bin,
all die verborgenen Schubladen Deines vergangen
Denkens wieder unbemerkt auf zu stoßen, um zu
sehen, was Du alles schon gehört hast oder zu welchen
Schlüssen Du bislang gekommen bist? Und
kombinieren, oder denken, das kann ein Schwein
genauso gut, wie die meisten anderen Lebewesen.
Vielleicht sogar noch besser.<<
Das wurde ja immer besser, dachte ich. Demnächst
heißt es noch. Pig´s conquer the world.

>>Nein Verena, Du solltest lernen, unseren Trip hier noch entkrampfter und vorurteilsfreier an zu gehen. Samhain ist ein altes keltisches Fest. Eine gewisse Renaissance hat es heute wieder in den USA gefunden, wo es als Halloween gefeiert wird. Jedoch hat das Halloween in der Form nur noch recht wenig mit Samhain zu tun. An Samhain ist das Tor zu den Anders-Welten recht dünn. Dieser Tag ist ein keltischer Schalttag und kündigt die dunkle Jahreszeit an. Diese Anders-Welten sind naturgemäß Welten nicht von dieser Erde oder Welten, aus denen die Verstorbenen recht einfach Kontakt zu uns aufnehmen können. Mir als Deinem Krafttier wird es aber dennoch möglich sein, Bilder aus der Vergangenheit für unsere Präsentation hier her zu holen. So können wir ein wenig lagern und uns anschauen, was es zum Anschauen lohnt. Wenn Du ein bewegtes Bild genügend wahr genommen hast, brauchst Du nur meine Klaue zu drücken und ich werde mich auf das nächste konzentrieren.

Damit kommen wir aber noch mal kurz zu Samhain zurück. Dies ist hier ein recht starker Kraftort. Und durch die Magie, welche ich webe, geraten die Fäden vielleicht ein wenig zu dünn. Daher kann es passieren, dass ein Dämon der Anderswelt versucht, in diese Welt zu gelangen. Das gelingt solchen Wesen am Besten, wenn sie einen Menschen als Portal nutzen können. Daher habe ich auch diese Kräuter gesucht. Ich empfehle Dir, ein par Blättchen des Schöllkrautes auf Deiner Handfläche zu verreiben, und dann diesen Brei zu kauen. Sage Dir dabei aufrichtigen Geistes:

'Kein Dämon kann mich heute Nacht besuchen'. <<

So gut hatte ich Nastenka nun schon kennen gelernt, dass ich wusste, dass sie in solchen Dingen keinen Spaß verstand. Also tat ich wie geheißen.

>>Gut Verena, und nun lehn Dich zurück. Wenn Du magst, kannst Du gerne noch was zwischendurch von den übrigen Kräutern knabbern. Sie können Dir helfen, entspannt zu bleiben.<<

Geil, dachte ich. Ist ja fast wie Kino. Kräuter statt Popcorn. Fehlt nur noch die coke dazu.

Kapitel VI

Astral-Kino in der Kakushöhle,

oder als die Bilder der Menschheit laufen lernten.

Entspannt lehnt ich mich zurück an die Höhlenwand und schaute gebannt auf das Höhlenfenster.

Zunächst viel mir wieder das leise Vibrieren auf.

Dieser Laut klang zwar nicht wie das mir lieb gewordenen „sssssssssssssss", hatte aber eine gleich starke Durchdringung oder Energiefluß. Vielmehr klang es wie ein „aaaaaaaaahhhhm"

Und dann erfüllte sich das Höhlenpanoramafenster auch bereits mit Leben. Und ich war mitten drin, in einer 3 D animierten Präsentation, welche echte Menschen zeigte, die gelebt und geliebt hatten.

Welche töteten und selber starben. Und dies alles für ganze zwei Zuschauer.

Die Scenerie zeigte uns einen hellen Sommertag. Ein paar Menschen saßen um einen Steintisch und diskutierten heftig miteinander. Diesen Steintisch kannte ich doch. Hatte ich nicht genau so einen Stein bei meiner Erkundung an der Kakushöhle gesehen? Gespannt schaute ich weiter zu. Die Menschen schienen sehr erregt zu sein. Es war die Rede von der

Schändung eines heiligen Baumes. Und dabei zeigte einer immer wieder auf einen Haselnußzweig, den er den anderen unter die Gesichter rieb.

>>Doch so war es.<<, sagte er. >>Genau solch einen Baum hat der Frevler geschlagen, um sein Holz als Feuernahrung nutzen zu können. Ein Irrtum ist ausgeschlossen.<<

Die Mienen der anderen beiden Menschen, eine Frau und ein Mann, blickten besorgt.

>>Wenn es so war, und noch andere dies bezeugen können, müssen wir tun, was uns das Gesetz befiehlt<<, sprach darauf hin die Frau.

Dann standen die beiden auf und gingen mit dem, der sie unterrichtet hatte.

Und da war ich mir sicher, dies war immer noch der gleiche Pfad, den ich beschritten hatte, als ich die Kakushöhlen erforscht hatte. Wir waren gar nicht weg, sondern immer noch hier, nur viele tausend Jahre früher.

Und die drei gingen den Hauptpfad herauf zu einer kleinen Siedlung, welche auf dem Plateau seinen Platz gefunden hatte. Auch damals gab es dort schon diese Baumriesen.

Mehrere Hütten, bereits aus stabilen Holzstämmen

geformt und mit Lehm verputzt, bildeten das Herzstück des dörflichen Lebens. An jeder Hütte anliegend wurde gleich das unterschiedlichste Gemüse angebaut, wovon mir das Meiste aber völlig fremd war. Drei ausgetretene Wege verbanden die Hütten miteinander und trafen sich allesamt wieder in der Mitte des Plateaus zu einer Art Platz zusammen. Umsäumt wurde die Siedlung durch Holzpalisaden, welche nach oben spitz zugezahnt waren.

Und mitten auf dem zentral gelegen Platz schlenderte gemütlich ein Wildschwein daher. Ich traute meinen Augen nicht. Endlich wieder ein Zeichen, dass der Mensch wohl doch ursprünglich ein Pflanzenfresser gewesen war. Schließlich war das Tier weder eingepfercht noch angebunden. Und auch die Menschen taten kein übermäßiges Interesse an ihm bekunden. Bei genauerem Betrachten sah ich dann sogar noch ein paar weitere Wildschweine friedlich durch das Dorf laufen und da und dort am Unkraut wühlen.

Fast schien es so, als hätten Schweine und Menschen ein Abkommen geschlossen, der jeder Art sein Grünzeug gewährleistete, und an die die andere Art sich auch respektvoll zu halten schien. Jedenfalls sah ich in keinem Garten eine Sau, die dort gefressen hätte. Aber warum hatte Nastenka diese Scene dann für wichtig gehalten, mir zeigen zu wollen. Gespannt versuchte ich also, noch aufmerksamer zu beobachten. Gekleidet waren diese Menschen ähnlich den Jägern der letzten Reiseetappe. Auch in Tierfellen, jedoch wesentlich geschickter verarbeitet. Trotzdem schienen sich die Wildschweine nicht daran zu stören. Oder waren das gar keine ursprünglichen Wildschweine mehr. Waren sie vielleicht schon so domestiziert worden und hatten dadurch ihre Abscheu verloren? Mein Blick wanderte wieder zu den Dreien, welche nun den Platz erreicht hatten. Schnell strömten einige auf den Platz, sodass sich schnell 30 oder mehr Menschen versammelten. Dann kamen von einem zweiten Weg drei weitere Männer, welche einen Mann mit Stockschlägen vor sich her trieben.

Der Mann taumelte unkontrolliert, von den Stockschlägen schon so benommen, dass er die Schmerzen kaum noch spürte. Der Haß seiner Wächter war deutlich zu spüren.

Wut und Zorn spiegelten sich in der Luft.

In der Dorfmitte trafen sie sich und einer der Wächter

verbeugte sich vor den Zweien, welche noch kurz zuvor an dem Altartisch gesessen hatten.

>>Ehrwürdige Mutter Friedje, ehrwürdiger Thun. Euer Diener Randor bringt Euch diesen Frevler, der es gewagt hat, den heiligen Haselhain zu stören. Es liegt nunmehr an Euch, ehrwürdige Mutter, ein Urteil über diesen zu sprechen.<<

Die so angesprochene Friedje schaute sich den Angeklagten an.

>>Sag uns Deinen Namen. Denn von unserem Stamm bist Du nicht.<<

>>Man nennt mich Alwin<<, entgegnete der so Angesprochene. Der Name Alwin bedeutete zu der Zeit „Freund der Elfen".

>>Also Alwin, Freund der Elfen. Stimmen die gegen Dich vorgebrachte Beschuldigung, dass Du versucht hast, unseren heiligen Haselhein zu entweihen?<< Und damit richtete Friedje erneut ihren undurchdringlichen Blick fest auf Alwin.

Ich konnte den Unterschied nicht erspüren, wusste aber, dass der Angeklagte Alwin die Wahrheit sprechen würde.

Ob er dies tat, da ihn Friedje fest in ihren Bann gezogen hatte oder weil ihm die Wahrheit ein heiliges Gut war, das entzog sich meinen Empfindungen.

>>Ich, Alwin, Freund der Elfen, grüße Dich, die Du von den Deinen mit ehrwürdige Mutter Friedje angesprochen wirst. Es stimmt, dass ich gerade im Begriff war, mir einige Haselruten zu schneiden, als mich Deine Häscher aufgriffen. Doch geschah dies nicht, einen Euch heiligen Hain zu entweihen. Die Ruten sollten mir dienlich sein, meine Ernte einholen zu können. Und ich schnitt sie mit dem tiefen Einverständnis meiner Freunde, der Elfen.<<

Ein tiefes Raunen ging durch die Menge. Es war offensichtlich, dass die Mehrheit der Dörfler die Elfen nicht als freundliche Wesen betrachteten. Schon wurden einige Stimmen laut, die den sofortigen Tod des Schänders forderten.

Eine Handbewegung Friedjes brachte sie jedoch sofort zum Schweigen. Der Respekt, den sie in dieser Siedlung genoss, war unanfechtbar. Und mir war klar, dass sich hier jedermann ihrer Autorität beugen würde.

Auch spürte ich, dass Friedje kein bösartiger Mensch war. Sie verströmte einen ruhigen Ernst, aber keinerlei

Aggression.

Gespannt folgte ich dem weiteren Verlauf der Unterredung.

>>Wisse Alwin, Freund der Elfen. Hier bei uns sind die Elfen nicht weiter angesehen. In den alten Tagen mochten Elfen und Menschen noch gut miteinander ausgekommen sein. Aber dies ist heute nicht mehr so. Die letzten Elfen, welche wir Menschen noch zu Gesicht bekamen, hatten ihre Freundlichkeit gegenüber unserer Rasse abgelegt.

Und nicht selten wurde der ein oder anderer unserer Rasse aus lauter elfischer Boshaftigkeit mit einem Elfenschuß[viii] nieder gestreckt, sodass er wochenlang nieder lag. Aber auch dass ist schon hunderte Jahre her. Wie kommt es also, dass Du für Dich in Anspruch nehmen könntest, dass Du das Einverständnis der Elfen gehabt haben magst?<<

>>Nun, ehrwürdige Mutter Friedje. Ob Euer Stamm keinen Kontakt mehr mit den alten Völkern hat, entzieht sich meiner Kenntnis. Für meinen Stamm sind die alten Völker aber noch da. Und manch Einer unseres Stammes kann auch noch in Kontakt mit Ihnen kommen. Ich habe den Ritualen meines Volkes entsprechend die Elfen um Erlaubnis gefragt und

ihnen meine Opfergabe gebracht. Somit durfte ich mir ein paar Haselruten schneiden. Dass dies nach Eurem Glauben eine Schändung darstellt, oder dass Ihr hier lebt und diesen Haselhain als Euren Besitz betrachtet, wusste ich nicht. Wie also könntet Ihr mich bestrafen für etwas, welches mir nicht bekannt war?<<

Kaum hatte er dies ausgesprochen, als sich auch schon wieder ein Stock zischend näherte und ihn auf die Schulter traf. Es war einer der drei Wächter, der voller Zorn, nicht bereit war, diese lästerlichen Reden des Beklagten anhören zu wollen.

Und abermals unterband eine Handbewegung der ehrwürdigen Mutter weiteres. Denn die Dörfler schickten sich an, einem Mob gleich, den Beschuldigten nieder machen zu wollen.

>>Nun Alwin, Freund der Elfen. Wir sind ein friedliches Volk, welches bemüht ist, im Einklang mit unseren Göttern zu leben. So achten wir das Leben eines jeden Einzelnen.

Noch mehr achten wir jedoch das Leben und die Lehren unserer Götter und ihrer heiligen Haine. Wenn jemand meines Stammes einen heiligen Hain der Götter schändet, so ist er des Todes. Unser Brauch verlangt es, dass er an Keilern gebunden und geviertelt wird. Warum sollte also ein Fremder eine geringere Beachtung erfahren?

Mein Volk verlangt also Deinen Tod als Sühne, um unsere Götter milde zu stimmen. So sehr es mir also auch widerstreben mag, jemanden der guten Glauben handelte, zu verurteilen, so sehr bin ich aber auch Dienerin meines Stammes und unserer Götter. Ich werde mich nun zurück ziehen und die Götter um Rat fragen. Alwin sei es solange gestattet, sich frei innerhalb dieses Platzes bewegen zu dürfen. Auch gebe man ihm Nahrung und verzichte auf weitere Züchtigungen. Sollte er jedoch den Platz verlassen, ist er unverzüglich zu binden.<<

Die Menge raunte. Einige wenige riefen wieder fordernd nach der Vierteilungsmethode und verlangten, dass den Gesetzen Genüge getan würde. Die Mehrheit jedoch wisperte ehrfurchtsvoll: "Ein Gottesurteil. Unsere ehrwürdige Mutter Friedje befragt die Götter."

Jedenfalls akzeptierte der Stamm bedingungslos das Handeln der ehrwürdigen Mutter.

Und während Friedje sich zurück in eine der kleineren Höhlen unterhalb des Plateaus zog, setzte sich Alwin unter die Linde, welche den Dorfplatz zierte.

Was ne show, dachte ich mir, während ich zu einem
der Kräutern griff, welche mir Nastenka als so
genannte Nervennahrung bereit gestellt hatte. Denn
anders als bei den mir bekannten Produktionen aus
Hollywood, welche ich einmal im Monat im Kino
unserer Kleinstadt genoß, waren es bei den Kinofilmen
eben Schauspieler und ne Menge Theaterschminke
oder speziell effects, die uns Leben und Sterben vor
gaukelten. Doch hier, bei Nastenka´s Präsentation gab
es keine Filmtricks. Hier wurde das Leben und das
Sterben gezeigt, ohne Firlefanz und Pomp. Aber dafür
in seiner Konsequenz.

Verstohlen schaute ich zu Nastenka rüber. Auch sie
griff zu den Kräutern, während ihre Augen feucht
schimmerten.

Warum war sie wohl so nervös?, dachte ich. Ob sie
sich vielleicht schämt, dass Ihre Rasse einen Menschen
vierteilen würde? Denn das schien für mich schon so
gut wie fest zu stehen. Welche Möglichkeit sollte
Friedje denn sonst noch haben, ohne den Rückhalt
oder Respekt ihres Stammes zu verlieren.

Und während ich mir ein weiteres Kraut zwischen
meine Zähne schob, folgte ich gebannt der show,

welche Nastenka für mich in das Höhlenfenster
bannte.

Friedje saß in einer sehr kleinen Höhle auf dem Boden.
Vor sich eine kleine Feuerstelle, über ihr ein schmaler
Rauchabzug, der den Rauch nach Draußen leitete.
Neben ihr lagen drei Bünde getrockneter Kräuter.

*Zwei davon erkannte ich sogleich. Bei dem einen handelte es sich um
Mariengras und bei dem anderen um Beifuß. Nur das dritte Kraut
war mit unbekannt. Dies hatte ich jedenfalls in der Drogenküche
meines Vaters nie gesehen.*

In ihrer Hand hielt Friedje die besagten Ruten der
Haselnuß, welche Alwin geschnitten hatte. Hinter ihr
lagen mehrere kleine Scheite Birkenholz.
Friedje beugte ihren Kopf auf den Boden und küsste
die Erde. Dann nahm sie eine Feder und fächerte sich
Luft zu. Schließlich nahm sie eine kleine Tonschale,
welche ich nicht bemerkt hatte, und hauchte einen
Kuß dicht über das darin befindliche Wasser.
Dann schloß sie einen Moment die Augen.
Nun entfachte sie ein paar Birkenscheite und wartete
geduldig, bis die Flammen hoch auf loderten. Dann
warf sie das Mariengraß in das Feuer und fächerte sich

den Rauch mit der Feder zu. Dabei summte sie, ähnlich einem Tantra, und atmete den Rauch tief ein. Ihr Oberkörper bewegte sich wiegend vor und zurück. Nun folgte der Beifuß. Auch diesen Rauch fächerte sie sich zu und sog ihn tief ein. Ihr Summen wurde nun noch lauter.

Schließlich folgte das mir unbekannte dritte Kraut. Und auch von diesem Rauch atmete sie tief ein. Fast schien es mir, als habe sie sich in Trance begeben. Und mir war, als könnte auch ich den Rauch riechen und eine tiefe Gelassenheit erfasste mich.

Friedje erhob ihre Stimme. Und ihr Summen verstummte und ihre Worte erklangen klar und deutlich und fuhren durch den Rauchabzug in die Weiten des Kosmos.

>> *Mutter Erde, Deine Dienerin ruft,*
verweile nicht länger bei dem Gehörnten in der Gruft.
Auch wenn wir nicht würdig sind, höre an unsere Sorgen.
so möchten Deine Kinder durch mich um Rat bitten,
sollen wir den Schänder Deines Hains ermorden?
Welches sind die Dir nun gefälligen Sitten? <<

Und abermals fing Friedje mit ihrem Summen an und wippte ihren Oberkörper wieder im Takt hierzu.

Nach einer ganzen Weile hielt sie dann inne und sprach, abermals klar und deutlich:

> >*Feuer, Erde, Wasser und Luft,*
> *gesegnet wurdet ihr mit meiner Kräuter Duft.*
> *Ich danke Euch, dass ihr mir die Mutter Göttin zeigtet.*
> *Hier gebe ich die Hasel ihr zurück.*
> *Auf dass es sie genauso wie vorher entzückt.*
> *Und dankend, dass sie mein Wissen geweitet.*< <

Und dabei zerbrach sie die Haselruten und überantwortete die Stücke dem Feuer.

Danach legte sie sich auf den Höhlenboden und schaute Gedanken- und in sich verloren, dem Abbrennen des Holzes zu.

War ich gerade etwa Zeuge einer Begegnung mit Gott geworden? Oder handelte es sich hierbei eher um eine so genannte Offenbarung? Aber auch, wenn ich die Göttin nicht spüren konnte, schien Friedje für sich eine Antwort erhalten zu haben.

Nachdem das Holz verbrannt und das Feuer erloschen war, stand Friedje wieder auf und ging den schmalen Pfad nach oben zum Plateau.

Alwin saß immer noch ruhig unter der Linde und die

Siedlungsbewohner strömten alsbald wieder zusammen, kaum dass sie die Näherkunft der ehrwürdigen Mutter mit bekamen.

Erwartungsvolles Schweigen bestimmte die Atmosphäre.

Was mochte die ehrwürdige Mutter erfahren haben und wie würde sie urteilen?

Friedje wandte sich an Alwin, der aufgestanden war, und sie gelassen ansah.

>>Alwin, Freund der Elfen. Bist Du bereit, Dich dem Urteil unserer Götter zu beugen?<<

>>Ja, ehrwürdige Mutter. Das bin ich. Was haben mir Eure Götter für ein Los beschieden?<<

>>Nun, denn so höret,<< und damit wandte sich Friedje sowohl Alwin, wie auch der Menge zu.

>>Die Götter haben ein Einsehen, dass Alwin unsere Gesetze nicht kannte. So mag ihm die Vierteilung erspart bleiben. Dennoch ist unsere Mutter Göttin erzürnt darüber, dass ihr heiliger Haselnußhain entweiht wurde. Daher verlangt sie nach einem Opfer. Alwin möge, nur mit einem kleinen Steinmesser gerüstet zur Schweineschonung gehen. Dort muß er eine der alten Sauen töten und zu uns bringen, damit wir ihr Blut den Göttern auf der Erde des

Haselnußhaines vergießen. Sollte Alwin jedoch von den Sauen zu Tode gerissen werden, wird sein Blut im Haselnußhain als Opfergabe dar gebracht. Das ist es, was ich als Urteil spreche, um uns unsere Götter gewogen zu halten. Bei Sonnenaufgang mag Alwin zur Schweineschonung gehen und seine Freunde, die Elfen, um Rat bei der Urteilsvollstreckung bitten.<<

Danach wandte sich Friedje ab und schritt zu einer der kleinen Hütten, um sich auszuruhen. Die Menge zerstreute sich nur widerwillig, allenthalben blieben noch vereinzelte Grüppchen stehen, um das Urteil zu besprechen.

So meinte Einer: >>Das überlebt dieser Elfenfreund sowieso nicht. Gerade Schweine haben ein ausgeprägtes Schutzverhalten füreinander. Sobald der die erste Sau angreift mit seinem kleinen Kindermesser, werden ihn die Sauen in Stücke reißen.<<

>>Ja<<, pflichtete ihm ein anderer bei. >>Nur schade, dass wir das nicht zu sehen bekommen. Wäre mal ne Abwechslung gewesen. Und allen wäre noch mal vor Augen geführt worden, welchen Tod solch eine Gotteslästerung nach sich zieht.<<

Doch nach und nach legten sich die Gespräche und auch die letzten Grüppchen zerstreuten sich.

Alwin war eine kleine Aussenkammer einer Hütte für die Nacht zugewiesen worden. Drei neue Wachen waren eingeteilt worden, ihn auch in den letzten Stunden bis zum Morgenrot nicht aus den Augen zu lassen.

Und dann ging die Sonne wieder auf. Die Siedlung erwachte und Alwins Wachen wurden abgelöst, auf das sie ein wenig Haferbrei mit Gemüse essen konnten und sich hernach zur Ruhe betten durften.

Aber weder die abgelösten Wachen noch sonst wer aus dem Dorf wollten sich die Urteilsvollstreckung entgehen lassen.

So bekam auch Alwin eine Schüssel Nahrung gereicht, welche er aber dankend ablehnte. Und dann zog der Stamm los und geleitete den Fremden zur Schweineschonung.

Und auch nachdem Alwin die Schonung betreten hatte, zog sich, einem lockeren Gürtel gleich, die Männerschar rings um die Schonung. So konnten sie aufpassen, dass der Verurteilte nicht womöglich noch durch einen Hinterschlupf entkommen konnte. Und vielleicht hatte man ja auch Glück und bekam ja doch noch etwas von dem Schauspiel zu Gesicht.

Der Freund der Elfen schritt ruhig und äußerlich gelassen in die dichte Schonung und wurde alsbald von den dicht stehenden Tannen verschluckt.

Noch brach sich kein Licht in der Schonung, und ich musste meine Augen sehr anstrengen, um etwas sehen zu können. Alwin hatte die Schweinerotte längst wahr genommen und bewegte sich auf sie zu. Und auch die Schweine hatten den Eindringling längst bemerkt, der sich ihnen da ruhig näherte. Die Ferkel drängten sich dichter an die Muttertiere heran, und die Keiler schoben sich an den äußeren Rand der Rotte, bereit jeden Störenfried anzugreifen.

Wenige Meter vor der Rotte stoppte Alwin seinen Schritt und setzte sich gemächlich auf den Boden.

Wie konnte er nur so ruhig sein?, dachte ich. War ihm nicht klar, dass er nur noch wenige Augenblicke zu leben hatte.

Die Schweine schauten Alwin mit ihren klugen Augen an. Fast sah es aus, als wenn sie abwarten wollte, was dieser Fremde ihnen vielleicht bringen könnte.

Und Alwin fing in einem melodiösen Dialekt an, zu
den Schweinen zu sprechen, oder besser gesagt,
vielmehr zu
singen.

>>Mein Name ist Alwin, Freund der Elfen. Mein
Göttliches grüßt das Göttliche in Euch. Und auch
wenn ich hergekommen bin, um durch Euch den Tod
zu finden, so betrachte ich Euch nicht als meine
Feinde. Der Stamm draußen gab mir dieses Messer, auf
das ich Eine der Euren tot hinaus bringen solle, damit
ihr Blut als Opfergabe im heiligen Haselnußhain
vergossen werden kann. Dies alles, weil ich mir ein
paar Stecken schnitt, von deren Heiligkeit ich nichts
ahnte. Nun habe ich dieses Messer und die
Möglichkeit, um mein Leben kämpfen zu können.
Zum Preis eines Lebens von Euren.
Aber dies werde ich nicht tun. Mein Leben werde ich
nicht durch einen Mord verlängern.
Mein Name ist Alwin, Freund der Elfen, und mein
Göttliches grüßt das Göttliche in Euch.<<

Die Rotte schwieg. Auf einmal schob sich eine kräftige
Sau durch die Mitte, selbst die Keiler machten
respektvoll Platz und ging langsam auf Alwin zu.

Mir stockte der Atem. Das konnte doch nicht wahr sein. Handelte es sich bei der Sau doch unzweifelhaft um Nastenka, der Sau, welche gerade als mein Krafttier neben mir saß. Wie war das möglich? Aber hatte ich auch nur einen Gedanken daran verschwendet, ob Nastenka mehr war, als nur ein „Fabelwesen". Das sie womöglich real gelebt haben konnte. Als Wesen aus Fleisch und Blut.

Schnell warf ich einen Blick zur Seite. Nastenka saß, nervös auf ihren Kräutern kauend, neben mir und schaute ihrem eigenen vergangenen Leben zu. Nun war mir auch klar, warum ihre Augen feucht schimmerten. Sie wusste sehr wohl, wie die Geschichte um den Elfenfreund ausgehen mochte, hatte sie diese doch mit gelebt. Gebannt schaute ich wieder auf das Höhlenfenster.

Dort hatte Nastenka den Elfenfreund erreicht und grüßte ihn freundlich.

>>Mein Name ist Nastenka. Auch mein Göttliches grüßt das Göttliche in Dir. Lange Zeit ist vergangen, dass sich ein Tier Deiner Rasse voller Vertrauen und Liebe an uns wandte. Wie viele Winter bereits in das Land zogen, bis wir uns erneut in einer gemeinsamen

Sprache unterhalten konnten. Und Du bist nun her gekommen, zu sterben?

Das ehrt Dich. Aber wie kommt es, dass Dich der Stamm nicht von unseren Keilern vierteilen ließ.<<

Und Alwin erzählte Nastenka von seiner Gefangennahme und der Verhandlung sowie dem Gottesurteil, welches ihm durch die ehrwürdige Mutter Friedje mit geteilt wurde.

Nastenka hörte geduldig zu.

Dann fragte sie den Elfenfreund: >>Wenn Du durch ein Gotteswunder gerettet würdest, könntest Du dann zukünftig noch ein Tier essen?<<

Alwin schaute verwundert auf.

>>Sollte mich ein Gott retten, so gelobe ich feierlich, dass ich niemals mehr meine Lippen mit dem Körper eines Tieres benetzen werde.

Auch gelobe ich, dass ich meine Nachfahren fleischlos aufziehen werde und alles versuche, um auch später auf sie einzuwirken, damit sie sich auch fürderhin dem Genuss von Fleisch entsagen werden. Dies gelobe ich, so wahr ich Alwin heiße, Freund der Elfen. Aber warum fragst Du mich das?<<

Nastenka überlegte.

Und dann überlegte sie noch einmal.

Und da es ja Bekanntermaßen heißt, „aller guten Dinge sind Drei, blieb sie sitzen und überlegte noch einmal.

>>Weißt Du, Alwin. Freund der Elfen. Wenn wir nun Dein Leben nehmen, auf dass Dein Blut im Hain vergossen werden kann. Was haben wir oder die Götter dann dadurch gewonnen? Wenn Du aber leben wirst und auch Deine Nachkommen sich dem Fleischgenuss entsagen werden, dann haben viele Tiere was Besonderes gewonnen. Sie behalten ihr Leben. Mein Name ist Nastenka. Das Göttlich aus Dir hat das Göttliche in mir berührt. Bereits alt an Jahren sind meine Ferkel längst ausgewachsen und haben ihrerseits schon wieder Ferkel groß gezogen. Das bisschen Zeit, welches mir noch vergönnt ist, werde ich gerne opfern, damit Du Gelegenheit erhalten kannst, Deinen Nachfahren über Liebe und Nahrung und Wahrhaftigkeit berichten zu können. Nur mache es schnell, dass ich nicht unnötig lange Schmerzen ertragen muss.<<

Und dann setzte sich Nastenka ruhigen Blutes und wissenden Auges neben den Elfenfreund, der das

Steinmesser schärfte und abermals schärfte, und schaute ihm bei seiner Arbeit zu. Dann war das Steinmesser so scharf, wie es nicht schärfer mehr hätte werden können. Alwin schaute Nastenka an und sprach:

>>Alwin heiße ich. Freund der Elfen werde ich genannt. Dein Göttliches hat mein Göttliches berührt und ich nehme Dein Opfer dankend an. Nie werde ich mein Gelöbnis brechen und zukünftig werde ich Alwin, Freund der Elfen und Freund der Tiere genannt werden.<<

>>Nastenka wurde ich genannt. Alwin, Freund der Elfen und Freund der Tiere, mach nun bitte schnell.<<

Dann trat Alwin hinter Nastenka. Mit der linken Hand zog er ihren Kopf ein wenig in die Höhe und mit der rechten Hand schnitt er ihr mit einer raschen Bewegung die Kehle durch.
Die Rotte schob sich drängend näher. Fast drängte sich mir der Eindruck auf, als wenn sie sich verabschieden wollten. Alwin weinte, während er die sterbende Nastenka in seinen Armen hielt.
Und auch mir war ganz schlecht und meine Tränen

strömten nur so über mein Gesicht.

Das war also der Tag, an dem Nastenka gestorben war.

Sie hatte also tatsächlich mal gelebt. Gelebt, um sich freiwillig ihre Kehle durchschneiden zu lassen.

Meine Schultern bebten und mein Herz wollte zerspringen. Ja, sie hatte Recht gehabt. Namaste war kein Wort, welches man Gedankenlos aussprechen durfte.

>>Jetzt höre auf zu flennen. Sonst bekommst Du doch gar nicht mit, was aus Alwin geworden ist. Und ich bin ja wieder zurück gekehrt.<<

Und dabei gab sie wieder ganz die kraftstrotzende Nastenka zum Besten.

Eigentlich war es mir scheißegal, was aus diesem Alwin geworden sein mochte, aber Nastenka zu Liebe, zwang ich mich, weiter durch das Höhlenfenster zu schauen.

Alwin saß immer noch weinend neben Nastenka und hielt sie in seinen Armen. Seine Tränen ehrten dabei ihre Seele, die längst ihren Körper verlassen hatte.

Es war gut so, wie es war.

Da schob sich Ramus, ein mächtiger Keiler ran.

>>Alwin, Freund der Elfen und Freund der Tiere. Lege mir Nastenka auf meinen Rücken, auf dass wir sie gemeinsam zu dem Stamm dort bringen.<<

Und so tat es Alwin. Er legte die tote Nastenka auf Ramus Rücken und gemeinsam gingen sie trauernd nebeneinander her, die Schweineschonung verlassend. Ihr könnt Euch sicher vorstellen, dass das Erstaunen der Siedlungsbewohner groß war. Nicht nur, dass es dem Elfenfreund gelungen war, lebend seine Aufgabe erfüllt zu haben. Nein, zudem hatte er auch noch den größten Keiler der Rotte dazu gebracht, ihm die Sau raus tragen zu helfen.

Die Menschen sprachen aufgeregt durcheinander und strebten der Stelle zu, aus der Alwin und Ramus aus der Schonung heraus getreten waren.

Auch die ehrwürdige Mutter Friedje erwartete ihn bereits.

>>Alwin, Freund der Elfen. Wahrlich. Unsere Götter meinen es gut mit Dir. Der von Dir begangene Frevel ist nun gesühnt. Vielleicht solltest Du Dich zukünftig 'Freund der Götter' nennen? Wir wollen diesen denkwürdigen Ausgang ehren. Bestimme eine Sau, die wir schlachten wollen, um gemeinsam zu feiern.<<

Und zu Thun gewandt, sprach sie:

>>Ehrwürdiger Meister Thun. Lass die Sau, welche Alwin mitbrachte, in den heiligen Hain bringen, auf dass unsere Götter sehen, dass Ihnen Genüge getan wurde.<<

Und Thun ließ Nastenka fort schaffen, auf den Grund des heiligen Haselnußheines.

Alwin aber, der Freund der Elfen und der Freund der Tiere, verwahrte sich, dass zu seinen Ehren ein Tier geschlachtet wurde. Stattdessen erbat er sich die Erlaubnis, Lambas zu backen und verteilte diese an Stelle des zu schlachtenden Tieres unter dem Stamm. Da die Siedler etwas so wohlschmeckendes bislang nicht kannten, wurde es dennoch ein schönes Fest, welches bis zum nächsten Morgengrauen andauerte.

Meine Tränen waren versiegt. Zwar fühlte ich noch einen Schmerz, ob des Todes von Nastenka. Aber dieser Schmerz war dennoch geflutet durch die Liebe. Und so wurde mein Gefühl des Schmerzes ganz allmählich zu einem Gefühl des süßen Schmerzes.

>>Hat sich Dein Opfer den wirklich gelohnt? Und wie kommt es, dass Du den Tod überwunden hast? Ich sah Dich doch sterben?<<

Bittend schaute ich Nastenka an. Noch viel mehr Fragen wollten aus mir raus. Würde sie mir wenigstens diese beantworten.

>>Nun, Vreni. Du sahst meinen Körper sterben. Aber was ist ein Körper? Ist er nicht eigentlich eine mehr oder weniger hübsche Verpackung für eine Seele. Wer bist Du? Wer bin ich? Sind wir vielleicht alle Teil eines Ganzen? Nachdem mein Körper nutzlos geworden war, fühlte ich mich leicht und befreit. Ich stieg auf, und sah Alwin, der meinen Körper weinend in seinen Armen hielt.

Da wusste ich, dass mein Opfer nicht vergebens war. Dann sah ich meine Rotte, die ebenfalls in Liebe an mich dachte und sich der guten gemeinsamen Momente erinnerte. Und ich stieg noch ein wenig höher und fühlte mich frei und geborgen. Was machte es schon, dass ich keinen Körper mehr hatte? Nun konnte ich jeden Körper durchqueren. Ich reiste durch Pflanzen und Steine, lebte in einem Wassertropfen, nur um das Gefühl zu genießen, wieder getrunken zu werden, und somit Teil eines anderen Wesens zu werden. Ich stieg zu den Wolken auf.

Und dann zu den Sternen. Irgendwann musste ich die Entscheidung treffen, welche Bestimmung auf mich warten sollte. Wollte ich wieder geboren werden? Vielleicht diese mal in den Körper eines wohl feinen Jünglings? Wollte ich mein Leben als Geist verbringen, oder um Einlass in das Paradies bitten? Oder wollte ich mich einfach noch nicht entscheiden und blieb nun Teil der ganzen Mutter Erde?

Bis heute habe ich noch keine Entscheidung für mich treffen wollen. Also bin ich die Sau, die rastlos unsere Erde bereist. Jedenfalls solange, bis mich jemand durch das richtige Ritual zu sich ruft und mit der richtigen Salbe in der Lage ist, gemeinsam ein wenig mit mir zu reisen. Diesen Menschen erscheine ich dann als ihr Krafttier.

Ob sich mein Opfer gelohnt hat?

Was habe ich denn eigentlich geopfert? Damals dachte ich, ich opferte mein Leben und es war gut, weil ich den Sinn meines Opfers erkannte und von der Wichtigkeit überzeugt war. Heute weiß ich, dass ich eigentlich nichts geopfert habe. Ein wenig verfrüht meinen irdischen Körper verlassend, bin ich nicht gestorben. Meine Energie veränderte sich nur. Aber das machte mein Opfer ja nicht weniger wert.

Sieh selbst, ob es sich auch nach Deinen Maßstäben gelohnt haben mag.<<

Und mit diesen Worten zeigte Nastenka wieder auf das Höhlenpanoramabild.

Und erneut materialisierte sich ein Bild vor unseren Augen. Wir schienen uns weit in der Zeit vorwärts bewegt zu haben. Die Scenerie zeigte ein großes Steinhaus, umgeben von einem parkähnlichen Garten. wieder mal schien die Sonne. Der blaue Himmel, nur von wenigen Wolken durch zogen, zeigte sein schönstes Himmelkleid. Inmitten des Gartens wurde soeben eine große Tafel eingedeckt. Ein Mann, mit intelligentem aber zerstreuten Blick, überschaute die Tafel, prüfend ob auch alles „seinen"? Wünschen entsprechend eingedeckt war. Vermutlich handelte es sich hierbei dann also um den Gastgeber. Eine Küchenhilfe wuselte um ihn herum, rückte dort noch ein Gesteck zu Recht und zupfte an jenem Blumenstrauß, immer bemüht, ein besonders harmonisches Tischgedeck zu gestalten.

>>Mein Herr, soll ich die roten oder blauen Kristallgläser eindecken? Welche mögen Ihrer Frau Tante besser gefallen?<<

>>Ach Matinka, das ist beides einerlei. Die Tafel sieht wunderhübsch aus. Es ist alles vorhanden, was mein Herz begehrt. Äpfel, Trauben, Nüsse, Kuchen, Brot, Wein sowie Sauerspeisen und Süßes. Und der Gemüsebortsch ist auch schon fast fertig, habe ich mir sagen lassen. Entscheide Du, liebe Matinka, welche Gläser besser passen mögen. Vergiss bitte nur nicht, die scharfen Messer auf zu legen.<<

Matinka wurde rot, hielt aber wohlweislich ihren Mund. Hatte sie doch in all ihren Dienstjahren gelernt, dass es besser war, den Herrschaften niemals zu widersprechen. Aber verstehen musste sie das noch lange nicht. Warum sollte sie noch scharfe Fleischmesser eindecken? Um damit den Kuchen zu schneiden? Und welche Weingläser sollte sie nun tatsächlich eindecken. Schon in kurzer Zeit würde die werte Tante ihres Herrn eintreffen, und dann würde es eh Palaver geben.

Wie sollte sie auch verstehen, dass es heute kein gekochtes Hühnchen für sie gab. Sie hatte den jungen Herrn extra darauf hingewiesen, aber der hatte nur lachend erwidert.

>>Nein, Matinka, heute gibt es kein Hühnchen. Ich denke, meine Frau Tante hat da heute keinen Appetit darauf.<<

Und während Matinka weiterhin geschäftig hin und her huschte und an der Tafel arbeitete, schickte sich der Mann an, den Garten zu durchqueren. Sein Ziel war ein kleines Holzhäuschen, welches nicht weit entfernt unter einem Pflaumenbaum stand.

>>Vreni, Du brauchst diesen Mann nicht Mann zu nennen. Er heißt Tolstoi und ist ein Russe. Vielleicht kommen Dir ja seine Gesichtszüge bekannt vor<<, ertönte da die Stimme Nastenka's in meinem Kopf. Da meine Gefährtin sich nur selten während der Scenerien in meinem Kopf zu Wort meldete, entschied ich, dass der Name des Mannes wichtig für sie sein musste. Also Tolstoi hieß er. Aufmerksam betrachtete ich mir seine Gesichtszüge. Seine Ohren, seine Nase, ja selbst die hohe Stirn erinnerten mich an Alwin, dem Freund der Elfen und den Freund der Tiere.

Ja, bei näherer und genauerer Betrachtung war ich mir sicher, einen der Nachfahren Alwins vor mir zu haben.

Tolstoi hatte jedenfalls das Holzhäuschen erreicht. Dort angekommen, entriegelte er die Tür, öffnete diese und hob eine kleine Kiste hervor. Dann verriegelte er wieder die Tür, nahm erneut die Kiste auf und kam pfeifend und sichtlich gut gelaunt wieder zurück, Richtung Tafel.

Die Kiste stellte er unter einem Stuhl, auf den er selber Platz nahm. Dann rief er abermals nach Matinka und trug ihr auf, ihm Papier und Stift zu bringen, da er noch etwas arbeiten wolle.

So nutzte Tolstoi die Zeit zum Schreiben. Immer wieder ein Lächeln auf den Lippen, und zwischendurch der Stimmen lauschend, die wohl nur er selber vernehmen konnte.

Schließlich kamen seine Gäste unter lautem und freudigem Tamtam an. Und während ihm seine Tante, aufgebretzelt wie einst die Zarin, immer wieder küssend und schnatternd um seinen Hals fiel, suchten sich die übrigen Gäste schnell ihre gewohnten Plätze. Ich merkte schnell, dass sich diese Gesellschaft regelmäßig hier eingefunden hatte, denn ein jeder kannte seinen Platz, ohne das es eines Wortes des Hausherrn dazu bedurft hätte.

Und alsbald ging der lustige Plausch auch schon los. Es wurden Nettigkeiten ausgetauscht und man erkundigte sich bei Tolstoi, wie weit er mit seiner neusten Arbeit schon gekommen sei. Dann sprachen sie über Politik und tauschten den neusten Tratsch der feinen Gesellschaft aus. Zwischendurch wurde Kuchen und Brot gereicht und auch dem Wein herzhaft zu gesprochen. Matinka hatte sich übrigens für die roten Kristallgläser ausgesprochen und den Tisch entsprechend eingedeckt.

>>Lieber Alexei, guter Neffe<<, ließ sich da die Tante vernehmen. >>Ich muss sagen, Du hast Dich wieder selber übertroffen in Deiner Gastfreundlichkeit. Und auch dir liebe Matinka<<, und dabei lächelte sie dieser wohlwollend zu, >>mein Kompliment. Niemand hätte den Tisch feiner her richten können. Aber nun ist es an der Zeit, dass ich etwas Herzhafteres zu mir nehmen möchte. Man solle uns die Hühnchen auftragen.<<

Matinka erbleichte. Da war nun doch die Katastrophe eingetreten. Von wegen, die Frau Tante würde heute kein Hühnchen mögen. Und sie hatte keine angerichtet. Wer würde das nun ausbaden müssen? Natürlich sie.

>>Aber nichts lieber als das<<, ließ sich da Tolstoi vernehmen. >>Ihr wisst ja, wie ich persönlich zum Fleischgenuss stehe. Und da dachte ich mir, warum

solle ich Euch des Vergnügens berauben, Euch Eure Lieblingsspeise heute selbst zubereiten zu dürfen. Ein Feuer ist schnell geschürt, die Gewürze stehen bereit. Das Einzige, was fehlt, sind die Hühnchen.<<

Und dabei sprang er von seinem Stuhl, holte die Kiste hervor, öffnete diese und drückte seiner verdutzten Tante ein lebendiges Huhn in ihre Hand. Dann reichte er ihr lächelnd ein scharfes Messer und sagte:

>>Wohl denn, bereite es gleich zu, ganz so, wie Du es gerne magst.<<

Und auch den übrigen Gästen teilte er noch lebendige Hühner aus. Der bis zu diesem Zeitpunkt noch gut gelaunten Tante fiel Alles aus ihrem Gesicht. Und auch die übrigen Gäste sahen geschockt auf die in ihren Händen zappelnden Hühner. Die Nasespitzen weiß, - die Schweißdrüsen arbeiteten heftig.

Die Tante wurde ohnmächtig. Schnell musste ihr ein wenig Riechsalz gereicht werden.

Und zwischen und mit all diesem, zappelten und kreischten die Hühner, denen es so gar nicht gefallen mochte, fest gehalten zu werden.

Kaum, dass die Frau Tante wieder zu sich kam, wandte sie sich gleich an ihren Neffen.

>>Alexei, das ist kein harmloser Spaß mehr. Wie kannst Du erwarten, dass wir den armen Tieren die Hälse durchschneiden können. Wie widerlich. Was denkst Du Dir eigentlich dabei?<<

>>Ach, liebstes Tantchen. Was ich mir dabei denke, fragst Du mich? Nun, meinetwegen mögt Ihr Euer Huhn essen, aber töten müsst Ihr es schon selber, wenn Ihr es denn auch essen wollt.<<

Selbstverständlich aß an diesem Tag niemand mehr Fleisch an Tolstois Tafel. Und irgendwie wurde ich das Gefühl nicht los, dass dies wohl das letzte mal gewesen sein mochte, dass sich diese illustre Gruppe in der gleichen Zusammensetzung dort eingefunden hatte. Jedenfalls behielten alle Hühner ihr Leben und waren froh, alsbald im wahrsten Sinne des Wortes von den Gästen fallen gelassen worden zu sein. So liefen sie denn zielstrebig wieder dem kleinen Holzhäuschen unter dem Pflaumenbaum entgegen.

Sie nannten es Hühnerstall.

>>Und, was meinst Du. Hat es sich gelohnt? Auch die meisten Nachkommen zwischen Alwin und Tolstoi haben sich in der Regel respektvoll gegenüber uns übrigen Erdlingen verhalten.<<

Was sollte ich sagen? Unter diesem Blickwinkel betrachtet? Ja, es hatte sich wirklich gelohnt!

Aber noch ehe ich mich entschließen konnte, eine neue Diskussion deshalb zu eröffnen, ging die Reise schon weiter.

Schon hatte Nastenka die nächsten Bilder in unser Panoramafenster herein gezaubert.

Und wir befanden uns in Japan.

Wenn ich ein asiatisches Volk sofort erkennen konnte, dann waren das die Japaner. Keine Ahnung, warum ich dies konnte. Schon in Thailand waren die Einheimischen immer sehr verwundert gewesen, dass ich als Fallang ein recht feines Gespür für die Gepflogenheiten des Landes bewiesen hatte. Und im Gegensatz zu dem meisten „Weißbroten" war es mir meist recht leicht gefallen, die verschiedenen ethnologischen Wurzeln eines Asiaten erkennen zu können. Besonders zu Japan war diese Leidenschaft in mir recht stark ausgeprägt. Japanisches Leben fesselte mich in viellerlei Hinsicht. Ob es um das Wunder des

Kirschblütenfestes ging, an dem nur für wenige Tage, manchmal sogar nur Stunden, die Blüten uns ihre ganze unwiderstehlich schöne und doch auch vergängliche Pracht zeigten, oder um den herrlichen Sake, den ich nur aus Erzählungen kannte, aber mir vorgenommen hatte, seinen Geschmack gleich nach meiner Volljährigkeit sofort zu erkunden und aus zu kosten. Japan war in manig faltiger Hinsicht ein wunderbarer Ort des Träumens und Verweilens für mich in manchen Momenten meines Lebens geworden.

Und dabei war ich noch nicht einmal ein Anime Fan, wie meine Freundin Jacklin. Nein, Anime war, abgesehen von der Serie Arjunia, so ziemlich das Einzige, was ich nicht an Japan schätzte.

Aber, so wie ich die Bilder unseres Höhlenfenster interpretierte, befanden wir uns eh in einer Zeit, welche lang vor der Erfindung des Anime lag.

Wir befanden uns im Japan des 15 bis 17 Jahrhunderts, wenn ich den Kleidungsstil richtig interpretierte. Japan war auf Grund kaiserliche Verfügung immer noch in der selbst gewählten Isolation und pflegte keinerlei Kontakte zu anderen Völkern und Staaten. Weder ließen sie ausländische Missionsschiffe der Holländer,

Engländer oder auch Franzosen anlegen, noch zeigten sie Ambitionen, Sitten und Gebräuche anderer Völker in der Ferne studieren zu wollen.

Ein kleines Dorf, mitten in den Bergen. Die Sonne, von Wolken verhangen, wärmte dennoch mit ausreichender Kraft die vielen Felder und sorgte dafür, dass Gemüse und Getreide heranwachsen konnten. Vornehmlich Reis wurde hier angebaut. Und wie ich meinen Blick auf das nächste Reisfeld lenkte, gewannen die Menschen an Konturen. Japaner unterschiedlichsten Alters standen in den Feldern und setzten Reissetzlinge. Selbstvergessen und sich klar bewusst, dass in diesem Moment nichts wichtiger auf Erden sein konnte, als neuen Reispflanzen in Mutter Erde´s Schoß zu verhelfen.

Den Blick ein wenig nach links gewand, und ich konnte das Leben im Dorf erkennen. Ein Wasserbüffel stand träge am Rand des Dorfes inmitten einer sumpfigen Weide. Sein Schwanz schlug die lästigen Fliegen weg.

Zwei Kinder spielten auf der Strasse und eine Frau bereitete das Essen vor.

Welch einen großen Topf sie aufgesetzt hatte. Ob sie gleich für das ganze Dorf kochen wollte?

Und dann waren die Feldarbeiter auch schon fertig
mit ihrem Tageswerk und schickten sich an, ins Dorf
zurück zu kehren.

>>Ich grüße Euch, geehrte Mutter Miku. Ahhh, wie
das duftet!<< Tänzerisch umgarnte ein sichtlich gut
gelaunter Mann die alte Frau. Diese lachte, und ihre
Zähne blitzten vollständig in dem untergehenden
Licht des Tages.

>>Anjo, Du junges Kücken. Machst Du einer alten
Frau wieder Komplimente.<<

Das so angesprochene junge Kücken, wohl auch schon
um die 60 Jahre alt, freute sich ob der guten Laune der
Alten. Und auch die Übrigen umringten die Kochstelle
und ließen es sich nicht nehmen, ein paar nette Worte
des Dankes und der Freude an die Alte zu richten.
Deutlich konnte ich spüren, dass der Alten die Worte
gut taten und sie sichtlich aufblühte. Hatte sie doch
gerade eben Wertschätzung durch Ihre Leute erfahren.
Und sei es nur, dass sie das Essen für die hungrigen
Mäuler zubereitet hatte.
Schließlich hatte sich ein Jeder eine Holzschüssel
genommen und von der Alten ordentlich füllen lassen.
Wie es einem Jedem gefiel, ließen sich die Menschen
auf den Boden nieder und begannen, hungrig ihre

111

Schüsseln zu leeren. Flink schaufelten die Stäbchen, von geschickten Fingern gehalten, den Reis und das Gemüse in die Münder. Und abgesehen von unterschiedlichsten Lauten des Schmatzens und Wohlbehagens war während der nächsten Minuten nichts Weiteres zu hören.

Dann endlich war der gröbste Hunger gestillt. Dann und wann stand noch jemand auf, um sich von Mutter Miku einen Nachschlag in seine Schüssel geben zu lassen, aber der überwiegende Teil schien bereits satt und zufrieden zu sein.

Miku wandte sich an eine der Frauen, welche gleich den Männern bei der Feldarbeit gewesen waren.

>>Was schaust Du so bedrückt, kleine Nangi. Schmeckt es Dir nicht?<<

>>Doch, Mutter Miku. Das ist es nicht. Ich war nur gerade in Gedanken, was sie wohl in den großen Städten essen mögen, wie in Kyoto<<

Anjo lächelte Nangi an. >>Was kümmert es uns, was die Städter essen mögen?<< Und mit einer Handbewegung signalisierte er Miku, dass sie das alberne Geschwätz Nangis sich nicht zu Herzen nehmen möge.

Aber Nangi setzte fort.

112

>>Ich habe erst vor kurzem durch den Wandermönchen erfahren, dass die in Kyoto viel Fisch essen würden. Und Fleisch von Tauben und anderem Getier. Und dass die Frauen dort in feinste Kleider gehüllt sind.<<

Und wehmütig versank Nangi erneut in Schweigen. Mutter Miku schwieg eine Weile. Dann lächelte sie Nangi an und sagte.

>>Nangi, ist unser Reis oder unser Gemüse wirklich so schlecht? Magst Du wirklich, nur um zu wissen, wie die Vögel des Himmels oder die übrigen Tiere der Erde schmecken, einen Bogen zur Hand nehmen, um einem dieser Geschöpfe das Leben nehmen zu wollen? Schau, Dein Vater ist jetzt 74 Jahre alt. Und sein Vater, mein Sohn, ist bereits 98 Jahre alt. Wenn unsere Götter mir gewogen bleiben möchten, werde ich in Kürze meinen 125. Geburtstag feiern. Also frage ich Dich. Was fehlt uns eigentlich? Alles, was wir brauchen, bauen wir uns selber an. Selbst der Tee, den wir so lieben.<<

Und dabei schaute sie Nangi liebevoll an. Nangi schwieg beschämt. Dann aber stand sie auf und sprach:

>>Mutter Miku. Recht hast Du. Wie konnte ich mich nur so törichten Gedanken hingeben. Nun lass mich

wieder froh sein. Ich werde gehen, uns eine Schüssel
Tee zubereiten.<<

Und damit stand sie auf, und verschwand.

***

Kaum, dass ich Zeit gefunden hatte, all die
Informationen auf zu nehmen oder die friedvolle
Stimmung in mich einströmen zu lassen, verblasste das
Bild aber auch schon wieder. Nur, um einen kurzen
Moment später erneut wieder im Japan der Modernen
zu kristalisieren.

Wir befanden uns in einer Großstadt. Ob es sich nun
um Tokio handeln mochte oder einer der anderen
Trabantenstädte, konnte ich nicht erkennen.

Wieder sah man die Sonne nicht. Obwohl sie scheinen
musste, kamen ihre Strahlen durch den Smog der
Großstadt nicht hindurch. Gehetzt liefen die
Menschen durch die Strassen. Auf der Suche nach
ihrem Tagwerk und den Aufgaben, welche Andere
ihnen aufgetragen hatten, zu erledigen. Der
Autoverkehr lief schleppend, und zog sich einer
Schlange gleich durch die Einkaufsmeilen dieser Stadt.
Hotels, in welchen die Menschen für teures Geld in
Kassetten gleich in Kabinen übernachteten. Um sie zu
erreichen, mussten sie Leitern hoch klettern.

Elektronikshops, die die neusten Apps feil boten, wechselten mit Fastfood-Ketten ab. Die Menschen sprachen nicht mehr zueinander, sondern mittels Quatschboxen (Neudeutsch auch Handys) nur mehr noch Fern-Einander.

Das blühende Leben, wie es auch in anderen Großstädten unseres Planeten vor zu finden war.

Dann sah ich eine Burger Fiale. Und mir lief wieder mal das Wasser im Munde zusammen. Schnell auf das Fastfood-Restaurant konzentriert. Nastenka würde es mir doch nicht verübeln wollen, wenn ich mich kurz informierte, welche Burger die mir bekannte Kette hier in Japan anbot.

Neben Muschelfleischburger gab es verschiedene Fischburger sowie die bekannten Cheeseburger Varianten.

Die Gäste saßen in sich gekehrt, und stopften die Burger schnell in sich hinein. Der durchschnittliche Gast brauchte etwa 7 Minuten, um sein Mahl zu beenden.

Hatte ich mich auch immer so schnell durch die Burger durch gefuttert? Ich konnte mich schon gar nicht mehr daran erinnern.

Jedenfalls waren die meisten Menschen recht jung.

Einige ältere Gäste gab es allerdings auch.

Besonders ein Burgerplakat hatte es mir angetan. Dort wurde ein Tümmler-Burger angeboten. Wie mochte wohl Tümmler schmecken?

Und vor allen Dingen, wo taten die Japaner den die Tümmler produzieren, um sie als Lebensmittel verarbeiten zu können?

Kaum hatte ich diesen Gedanken zu Ende gedacht, vernebelte unser Panoramabild wieder, um sich alsbald in einer kleinen japanischen Küstenstadt erneut zu manifestieren.

Das erste, was ich sah, war Blut. Die ganze Strasse voller Blut. Es lief von der Hafenrampe runter, die Dorfstrasse hinunter. Entsetzt konzentrierte ich mich auf die Hafenrampe, und schon im gleichen Augenblick befanden wir uns auch schon mitten auf ihr. Mir bot sich ein Bild des Grauens. Fleißige Japaner arbeiteten im Akkord. Gekleidet waren sie in ganzkörperähnlichen Regenanzügen und bewaffnet mit Knüppeln und Messern.

In der flachen Bucht vor der Hafenrampe hatten andere Fischer mit einem Netz die Bucht abgesperrt, sodass die Tümmler, welche sie vorher aus dem

116

offenen Meer in die Bucht rein getrieben hatten, keine Chance mehr hatten, zu entkommen. Enger und enger zogen sie das Netz in Richtung Hafenrampe und Ufer. Im seichten Wasser standen wiederum andere Fischer, die mit ihren Knüppeln auf alles schlugen, was sich durch das Wasser bewegte. Einige waren damit beschäftigt, die halbwegs betäubten Tiere an Ketten fest zu haken und sie durch die Hafenarbeiter zur Hafenrampe hoch hieven zu lassen. Dort kamen die bewusstlos geschlagenen Tiere aber schnell wieder zu sich, da ihnen das vertraute Wasser fehlte. Und auch hier waren abermals die Arbeiter damit beschäftigt, mit allem, was sie hatten, auf sie einzustechen und zu schlagen.

Das war das Blut der sterbenden Tümmler, welche die Strasse runter gelaufen war. Und auch die Bucht war nunmehr rot von Blut. Die stummen Schreie der Tiere hörte niemand. Und da hatte es in meiner Kindheit immer geheißen, Flipper und Lassy seien der Menschen beste Freunde. Waren wir Menschen auch die besten Freunde von ihnen. Bilder einer koreanischen Familie fielen mir ein, die einen Colli-Welpen auf den Markt gekauft hatten, nur um diesen zu Hause bei lebendigem Leib das Fell ab zu ziehen und ihn anschließend zu schlachten, um somit einen feineren Fleischgeschmack zu erzielen. Mir wurde schlecht. Ich setzte mich hin und musste erst mal kotzen.

Mein Hunger auf Tümmler-Burger war vergangen. Und erneut kotzte ich.

Gott sei Dank, verschwand aber auch dieses Bild wieder. Nastenka und ich saßen in der Höhle und ich zitterte immer noch. Mein Krafttier reichte mir eines der Kräuter rüber und meinte lakonisch:

>>Iß das ruhig. Das ist ganz gut gegen Magenbeschwerden.<<

>>Nastenka. Was für Barabaren waren das denn. Das ist nicht das Japan, was ich so liebe. Und warum hast Du mir eigentlich die Bilder aus Japan gezeigt?<<

>>Nun, Vreni. Das hat verschiedene Gründe. Vielleicht besonders der, das Japan eines der letzten Länder war, welches sich dem zivilisierten Westen geöffnet hatte. Was genau genommen noch gar nicht lange her ist.

Japan ist immer noch das Land, in dem es heute die meisten über hundertjährigen Menschen gibt. Aber im Gegensatz zu Deutschland verschwinden dort die

118

meisten alten Menschen nicht, verwirrt mit sich und der Welt, in irgendwelche anonyme Altenheime. Doch auch in Japan ist das Leben im Wandel. Immer mehr Junkfood-Ketten ziehen über das Land. Die Menschen in den Städten, und das ist die Mehrheit, hat kaum noch Zeit für das Schöne. Und gegessen wird, was schnell und günstig an jeder Ecke konsumiert werden kann. Zu Mikus Zeiten war ein Alter von 125 Jahre in Japan nichts so Ungewöhnliches. Heute werden die wirklich alten Japaner meist nur noch zwischen 108 und 112 Jahre alt. Und auch diese werden immer weniger. Hast Du wirklich keine Ahnung, woran das unter anderem liegen mag.

Sind selbst angebautes Reis und Gemüse wirklich so viel schlechter, wie Burger und Markenjeans? < <

Ich schwieg. Was sollte ich auch dazu sagen können. Was hatte ich zur Verteidigung vor zu bringen. Und wenn ich überlegte, wie die Japaner Tümmlerfleisch produzierten damit diesen in Form von leckeren Burgern in die Geschäfte kommen konnte, schwandte mir erstmals Böses, das es mit der Fleischproduktion unserer westlichen Welt vielleicht auch nicht wesentlich besser bestellt war.

Also griff ich erstmal erneut zu den Kräutern.

Scheiß auf die Cola.

Nastenka gönnte mir erneut einen kleinen Moment der Ruhe. Zeit, die ich nutzte, um bewusst auf den Kräutern zu kauen und darauf zu warten, dass sich die beruhigende Wirkung einstellen konnte. Was hatte ich bislang nicht schon alles bei dieser Reise gesehen. Allein der erste Reiseabschnitt war immer noch der schönste für mich gewesen. Der Frugivore, welcher seine beiden Früchte mit der Hirschkuh geteilt hatte oder die Frau, welche einträchtig mit dem Wolf spazieren ging. Sie alle hatten dafür gesorgt, dass ein wundervolles Gefühl der Liebe und des Friedens entstehen konnte. Ein Gefühl der Ruhe. Sicherlich brauchten diese Menschen erst gar keine Kräuter zur Beruhigung essen. Und bestimmt waren ihnen auch Erkrankungen des Herzens weitgehend unbekannt. War ja auch irgendwie nachvollziehbar für mich. Die Welt, in der sie lebten, war eine friedliche und freundliche. Da gab es wenig Platz für Stress oder andere negative Gefühle. Langsam merkte ich, das die Kräuter wirkten. Und ich betrachtete Nastenka mit einem Blick, der bedeuten sollte, dass sie fortfahren könne. Aber meine Gefährtin schien es nicht eilig zu haben. Auch machte sie keinerlei Anstalten, meine

Gedankenströme unterbinden zu wollen oder mir ein Gespräch aufzubinden.

Also schauten wir beide wieder aus dem Höhlenfenster raus und betrachteten die Sterne, welche sich am nächtlichen Himmel zeigten. Welch gewaltige Kräfte mochten dieses Universum geschaffen haben. Oder hatte es sich tatsächlich selbst erschaffen und alles war nur eine Laune des Zufalls oder der glücklichen Zusammenfügung einiger Kohlenwasserstoffketten zuzuschreiben. Dies war jedenfalls das, was die Naturwissenschaftlicher aus chemisch analytischen Gründen dar legten. Die Bio-Physiker sahen das mittlerweile in der Mehrheit zwar auch so. Jedoch betrachteten sie das Leben weniger aus chemisch analytischer Sicht her. So vertraten nicht wenige von Ihnen den Standpunkt, dass es im Leben viel mehr auf die Energie ankommen würde, die aus den unterschiedlichsten Schwingungen ihre Stärke erfahren würde. So erinnerte ich mich an einen Vortrag, in dem so ein Bio-Physiker behauptete, dass es bereits einige zehntausende Menschen auf der Welt geben würden, die sich bereits seit Jahren von nichts anderem ernährten, wie lebendigem Wasser und keinerlei feststofflicher Nahrung mehr zu sich nehmen würden.

Der gleiche Wissenschaftler hatte natürlich auch ausführlich erklärt, warum Wasser nicht gleich Wasser sei, und worin sich die Unterschiede besonders deutlich bemerkbar machen würden. Anschließend erzählte er uns was über Salz und welchen wichtigen Einfluss dieses auf unser Leben hätte. Natürlich war damit kein herkömmliches Speise- oder Tafelsalz gemeint, wie es jedes Geschäft für kleines Geld feil bot. Dieses so genannte Natriumchlorid sei nichts Gutes für uns Menschen, und dürfte eigentlich aus wissenschaftlicher Sicht den Namen Salz gar nicht tragen. Salz würde jedenfalls aus 84 Elementen bestehen und hätte die besondere Eigenschaft, alles wieder ins Reine bringen zu können. Ganze 6 Std. hatte dieser Mann damals referiert und einen starken Eindruck bei mir hinter lassen. Und da keinerlei Produkt auf dieser Veranstaltung beworben oder gar Eintrittsgelder erhoben wurden, hatten sich mir diese Aussagen noch mehr eingeprägt. Auch dieser Wissenschaftler hatte behauptet, dass der Mensch ursprünglich ein Frugivore[1] bzw. Granivore gewesen sei, und dies eigentlich auch bis heute noch seine biologische Gültigkeit habe. So wäre fleischliche

---

[1] Frugivore (Früchteesser) – Granivore (Körneresser)

Nahrung nicht nur ungesund für diesen, sondern sogar Hauptursache für die meisten Zivilisationskrankheiten unserer heutigen Zeit.

Wenn dies aber tatsächlich so war, warum hatte sich dann der Mensch irgendwann zu der Entscheidung durch gerungen, Aas zu essen. Konnte es wirklich nur die Lust am Töten gewesen sein, oder lagen ganz andere Gründe darin verborgen.

Das Sternenzelt öffnete meine Gedanken, sodass ich sie frei im Raum bewegen konnte, während ich selber aber hier unten in der Höhle saß und meinen Gedanken hinter her schaute.

Abgesehen davon. Wenn der Mensch sich hinterfragte, warum er nach tierischer Nahrung strebte, und schon einige Millionen Menschen dies als verwerflich betrachteten, warum war es dann so vielen Tieren gegeben, sich ausschließlich von Fleisch zu ernähren? Fragen, zu denen sich mir noch kein Muster zeigen wollte. Aber sicherlich hatte der Schöpfer sich bei seinem Masterplan schon was gedacht. Gott würfelt doch nicht, oder?

Und auch meine Gefährtin Nastenka war doch ein Allesfresser, der alles organische, egal ob Pflanze oder Aas genussvoll als Nahrung betrachtete.

>>Das stimmt schon Verena. Aber wir Schweine töten dennoch nicht, um zu fressen. Auch wenn der Schöpfer uns so ausgestattet hat, dass unserer Körper viel mehr unterschiedliche Nahrung vertragen, als Ihr Menschen, so liegt das Jagen doch unserer Natur sehr fern. Und wenn ich mich entscheiden könnte, ob ich etwas Aas oder leckere Topinamurwurzeln fressen könnte, dann würde ich mich sofort für die Knollen entscheiden. Ich glaube noch nicht einmal, dass es einen sehr großen Unterschied machen würde, wenn der Mensch selten ein Stück Fleisch verzehren würde oder gänzlich fleischlos leben würde. Aber dann müsste das Fleisch schon aus Liebe gestorben sein oder in Liebe gewachsen sein. Aber das hatte doch nichts mehr mit den Sonderangeboten Eurer Discounter gemein. Selbst mit der Menge der Bio-Höfe könnte soviel in Respekt getötetes Fleisch gar nicht heran geschafft werden. Bist Du nun soweit, dass ich Dir noch ein paar wenige Bilder zeigen kann, ehe wir uns wieder gemeinsam auf unsere weitere räumliche Reise begeben können?>>

Und nachdem ich dies bejahte, beschwor Nastenka die Kräfte der langsam zu Ende gehenden Samhain Nacht erneut, um uns wieder ein Stück Nahrungsgeschichte in unsere Höhle zu holen.

Vor meinen Augen erstreckte sich die endlose Weite der amerikanischen Prärie. So mussten sie die Gründungsväter noch erlebt haben, bevor sie anfingen, sie Stück für Stück urbar zu machen.
Eine Zeit der Entdeckungen eines neuen Landes, welches wir wie selbstverständlich für unsere Rasse in Beschlag genommen hatten.
Aber hier führte Nastenka uns nicht zu den Weißen, sondern direkt zu einer Ansammlung von Tipis, in denen einige Indianer lebten.
Es dauerte nur eine Winzigkeit, bis ich die ersten Worte verstehen konnte. Und dank der von Nastenka gewobenen Magie verstand ich sie wiederum so, als wenn sie gleich meine Muttersprache gesprochen hätten. Diese Fähigkeit, die unterschiedlichsten Sprachen verstehen zu können, Gedanken zu spüren und einen dermaßen erweiterten Geruchs- und Hörsinn zu erleben, versetzte mich immer noch in Erstaunen. Diejenigen, welche den Reiseführer durch die Galaxis kennen, können sich meine lingualen Fähigkeiten am ehesten noch so vorstellen, als wenn

ich das Wunder erleben konnte, mir einen Babelfisch
ins Ohr gesteckt zu haben.

Alle anderen, die den Reiseführer durch die Galaxis
nicht kennen und ebenso auch noch nie von Arthur
Dent oder Marvin gelesen haben, seid versichert. Ihr
habt was verpasst.

Jedenfalls war es mir möglich, alle gesprochenen
Worte der Ursprungsbewohner verstehen zu können.
Es handelte sich um einen Sioux-Dialekt, also musste
es sich bei dem Stamm um Sioux handeln.

Frauen klöppelten wild gesammeltes Korn, um das
Getreide auf alte Art schälen zu können. Kinder
rannten spielen und laut lärmend umher. Einige
Männer saßen vor einem großen Zelt und hielten ein
Palaver.

Die Gemeinschaft mochte vielleicht hundert Seelen
zählen, wobei alle Alterungsstrukturen vertreten
waren.

Im Präriegras wuchs der amerikanische weiße Salbei
einträchtig neben dem Beifuß.

Ein Medizinmann ging gemächlichen Schrittes durch
das Gras, und schnitt dann und wann einzelne Äste des
Beifusses ab, nicht ohne seinen Dank an die Götter
und an die Pflanzendevas aus zu sprechen.

Die Luft war erfüllt von ruhiger Erwartung. Gepaart mit einer tiefen Gelassenheit und einer lebendigen Leichtigkeit, dass es mir Behagen machte, sie einzuatmen.

Die Männer vor dem Zelt gingen ruhig ihre Vorräte durch und besprachen, wann es Zeit wäre, das Sommerlager wieder abzubrechen.

>>Die Nächte sind deutlich kürzer geworden<<, ließ sich Springender Fuchs vernehmen.

>>Wir sollten bald aufbrechen, damit wir unser Winterlager noch rechtzeitig erreichen können.<<

>>Ich verstehe die Eile, zu der uns Springender Fuchs ermahnt<<, sagte Hungriger Bär. >> Aber was nützt uns eine schnelle Abreise, wenn wir noch nicht alle Früchte getrocknet haben und das Korn noch nicht zur Gänze eingeholt wurde.<<

Der ältere, ein Sioux namens Ruhiges Kalb, lehnte sich entspannt zurück.

>>Springender Fuchs, bekannt ist Dein Tatendrang und Deine Kraft, mit der du die Dinge angehst. Oft hast Du unserem Stamm bei der Jagd geführt und es verstanden, die Spuren der Büffel richtig zu deuten. Man nennt mich ruhiges Kalb. Ein Häuptling, dessen Haar bereits lange den Winter in sich trägt. Schon oft

127

führte ich unseren Stamm zum Winterlager. Ich kenne die Pässe und weiß auch die Schwierigkeiten der Furten. Und auch hungriger Bär hat gut gesprochen. Was nutzt es uns, das Winterlager frühzeitig zu erreichen, wenn wir nicht genügend Korn einholen konnten. Sollte der Winter lange dauern, müssten wir verhungern, ohne genügend Korn mitgeführt zu haben. Auch sind die gesammelten Beeren noch nicht lange genug getrocknet. Sie würden uns während des Winters verfaulen. Lange können wir uns nicht mehr hier aufhalten, aber 10 Tage seien uns hier noch vergönnt.<<

So sprach ruhiges Kalb, und sein Urteil wurde von allen angenommen. Ruhiges Kalb hatte seinen Namen bekommen, weil er schon als Säugling ruhig blieb, wenn seine Mutter ihn für einen Tag an eine Amme abgab. Dies geschah häufiger, da seine Mutter eine von allen geschätzte Heilerin mit dem Namen Hal, sich um die Kranken des Stammes kümmerte. Da ruhiges Kalb ein besonders großer Säugling war, sollte er eigentlich Büffelkraft genannt werden. Aber jedes Büffelkalb schreit lautstark, wenn es von seiner Mutter in der Herde getrennt wird. So finden sich Mutter und Kalb selbst in einer noch so großen Herde wieder.

Und zu den Zeiten der Sioux lebten Herden mit mehr als zehntausenden Büffel. Da war ein lauter Schrei überlebenswichtig, wollte ein Büffelkalb wieder zu seiner Muttermilch gelangen.

Wenn Ruhiges Kalb von seiner Mutter getrennt wurde, blieb er ruhig. Er zeigte keine Angst.

Durchdrungen von Selbstvertrauen und mit der Kraft eines jungen Büffelkalbes gesegnet, hatte er somit seinen Namen gefunden.

Mittlerweile war auch der Schamane wieder zu den Zelten zurück gekehrt. Die Arme, dicht bepackt mit Beifuß und anderen Kräuter, ließ er sich neben den drei Palaver haltenden Indianern nieder.

Ruhiges Kalb wandte sich ihm zu.

>>Tanzender Hase. Ich grüße Dich. Deine Zeltstangen sind bereits dicht behangen mit Kräutern und Knollen. Sie trocknen durch die Kraft unserer Mutter Sonne. Doch sammelst Du noch mehr. Hast Du denn nun schon alle Kräuter einholen können, welche uns helfen werden, den Winter zu meistern.<<

Der so angesprochene Tanzender Hase blickte Ruhiges Kalb an.

»»Manitu meinte es gut mit uns. Er hat alle Kräuter hier wachsen lassen, die wir brauchen. Und wir haben mehr als genug, um den Winter gut überstehen zu können. Heute habe ich noch ein wenig gesammelt, um bei Anbruch der Dunkelheit ein Ritual abhalten zu können. Dabei werde ich diese Kräuter zum Gefallen Manitus verbrennen und demütig um eine Vision bitten. Mich interessiert die Frage, ob wir noch rechtzeitig einen oder zwei Büffel erlegen werden, um auch unsere Fleischvorräte auffüllen zu können. Es ist zwar nur eine unzureichende Nahrung, aber wenn der Winter besonders lange andauern könnte, könnten wir darauf zurück greifen und müssten nicht hungern. Das, was uns Leben erhält, ist gesammelt und getrocknet. Das letzte Korn wird gerade von den Frauen geschlagen. Für einen normalen oder etwas längeren Winter sind wir gut gerüstet.««

Ruhiges Kalb blieb weiterhin ruhig. Aber sein Blick zeigte Gelassenheit. Es war gut, so wie es war.

Bei Einbruch der Dunkelheit zog sich Tanzender Hase an sein Feuer zurück. Hell loderten die Flammen der untergehenden Sonne entgegen und erhellten schon kurze Zeit später die Nachtschwärze der Nordamerikanischen Prärie.

Tanzender Hase sang und seine Lieder malten Bilder voller Liebe und Leben.

Immer, wenn er ein Lied zu Ende gesungen hatte, nahm er wieder Beifuß oder Salbei, und warf dieses in die Flammen. Dann atmete er den Duft der Kräuter ein, welche ihn schon seit seiner Geburt begleitet hatten. Denn traditionell wurde ein Sioux gleich nach seiner Geburt auf ein Lager aus Beifuß und Salbei im Zelt gebettet. So konnte es Vertrautes riechen und gleichzeitig seine Immunkräfte aktivieren. So hielten es die Sioux schon seit Anbeginn der Zeiten. Und die Gerüche brachten dem singenden Schamanen die Erinnerungen an seine Kindheit und an die Leben, an welche er sich erinnern konnte. Immer tiefer tauchte er in die Erinnerungen seiner Ahnen, bis sein Geist sich so geweitet hatte, dass er bereit war, eine Vision empfangen zu können.

Seine Nasenflügel blähten sich auf und saugten jede noch so geringe Menge des Rauchopfers ein. Und mit dem zunehmenden Rauch, der seinen Körper durchdrang, wurde auch seine Vision deutlicher.

Sein Gesang wurde wieder lauter. Er dankte nun dem großen Geist für die Einsicht, die er bekommen hatte.

Die übrigen Stammesmitglieder hatten das Ritual gespannt verfolgt und warteten nun auf das, was ihnen Tanzender Fuchs sagen würde. Besonders Springender Fuchs wollte fast platzen vor Ungeduld. Ging es doch seiner Meinung nach viel zu lange, dass sie ins Winterlager aufbrechen konnten. Dennoch zeigte er keine Ungeduld, denn dies schickte sich bei den Indianern nicht. Sie waren keine Freunde der vielen Worte und sind es auch heute noch nicht.

So wartete er gleich allen anderen, was ihr Schamane ihnen zu sagen hatte.

Tanzender Hase blickte in die Runde. Er wusste, dass der Stamm gespannt darauf wartete, ob Manitu ihm eine Vision gezeigt hatte, und wie diese aussehen mochte.

Aber sollte er ihnen alles erzählen, was ihm in der Vision zu teil geworden war? Oder sollte er sich nur auf den Teil beschränken, welcher Gegenstand des Interesses war?

>>Brüder und Schwestern. Manitu meint es gut mit uns. Auch wenn er möchte, dass wir uns von Früchten

und Körnern ernähren sollen. So hat er doch ein Einsehen, da er weiß, dass wir diesen Winter einen langen Winter bekommen werden. So zeigte er mir, etwa 2 Tagesritte von hier entfernt, eine Herde Büffel. Zahlreich die Tiere, sodass sie die Prärie, soweit sie unser Auge fassen kann, zur Gänze bedecken.

Manitu hat sich mit den Büffeln ins Vernehmen gesetzt. Uns ist gestattet, unsere Wintervorräte mit dem Fleisch von vier Büffeln aufzufüllen. Es sollen 3 männliche und ein weibliches Tier sein.<<

Erleichterung machte sich in den Herzen des Stammes spürbar. Gut, es würde ein harter Winter werden. Aber sie würden ihn überstehen.

Und nachdem Ruhiges Kalb eine kleine Jagdtruppe ausgewählt hatte, welche von Springender Fuchs angeführt werden sollte, machte sich diese auf, um zu der von Springender Hase bezeichneten Gegend zu gelangen.

Ruhiges Kalb suchte nur wenig später das Zelt des Schamanen auf.

>>Mein Bruder Tanzender Hase ist weise und sieht oft mehr, als wir zu sehen bekommen. Hast Du noch mehr gesehen bei Deiner Reise zu den Ahnen?<<

Tanzender Hase seufzte.

>>Ruhiges Kalb. Nicht umsonst ist Dein Haar weiß und Dein Verstand weit. Wenn Du einen alten Schamanen begleiten magst, werde ich Dir zeigen, was ich sonst noch gesehen habe.<<

Ruhiges Kalb ahnte, dass nicht alles gut gewesen war, was Tanzender Hase in seiner Vision gesehen hatte. Warum sonst hätte er ihn aufgefordert, mit ihm zu gehen, wenn es nicht so unbeschreiblich gewesen wäre, dass Worte nicht genügten, sondern er sich durch seine eigenen Augen überzeugen sollte.

>>Ich werde Dich begleiten<<, sagte er daher zu Tanzender Hase.

Und schon kurze Zeit später brachen sie auf. Richtung Süd-Osten führte sie ihr Weg, auf genauem Gegenkurs zu dem los gezogenen Jagdtrupp.

Die beiden alten Indianer waren schon einen ganzen Tag unterwegs, als Tanzender Hase das Tempo drosselte.

>>Wir müssten gleich unser Ziel erreicht haben. Ich schlage vor, dass wir dort den Hügel anstreben, da wir von dort eine bessere Sicht haben werden.<<

Und ohne eine Antwort ab zu warten, wendete er sich dem Hügel zur Rechten zu. Ruhiges Kalb folgte ihm.

Vom Hügel aus hatten die beiden tatsächlich eine weite Sicht über die Prärie. Doch was sie sahen, war so unglaublich, dass ruhiges Kalb Zeit brauchte, um es zu verstehen. Eine riesige Herde Büffel hatte die Prärie, soweit sie sehen konnten, überzogen. Sie lagen im hohen Gras, scheinbar als wollten sie sich von der Hitze des Tages ein wenig ausruhen.

Erst allmählich wurde Ruhiges Kalb klar, dass etwas an den Büffeln anders war. Es fehlten Ihnen die Felle und ihre blutigen Laiber glänzten, metallisch stinkend im untergehenden Abendrot. Geier hatten sich zu Tausenden eingefunden, und feierten ein Festgelage. Tote verwesende Büffel, soweit sein Auge sehen konnte. Ruhiges Kalb blieb auch jetzt ruhig. Aber deutlich konnte ich seinen Zorn spüren. Wenn er diese Frevler zu fassen bekämme, würden sie alle Martern erleiden müssen, bis auch ihre abgezogenen Laiber den Geiern zum Geschenk gereicht würden.

Ruhiges Kalb setzte sich ins Gras und schaute immer noch benommen auf die sich vor ihm ausbreitende Prärie. Eine einzelne Träne rollte seine Wange hinab. Tote Büffel in einer Zahl, dass es sein Verstand nicht verarbeiten konnte. Und keines dieser Tiere wurde gegessen. Kein Büffel wurde für den Winter

135

eingelagert, um die Menschen über die härteste Zeit bringen zu können, wenn die Körner und Früchte zu Ende gingen.

>>Es sind die Hellhäutigen gewesen. Sie schossen mit ihren Feuerrohren auf die Tiere und ließen getroffene achtlos liegen, um den weg hetzenden Tieren nach zu eilen<<, ließ sich Tanzender Vogel vernehmen.

>>Sie taten es aus zweierlei Gründen. Zum Einen, weil es ihnen Spaß machte. Und dann natürlich auch wegen der Felle, welche sie verkaufen werden an die Hellhäutigen, die noch kommen werden.<<

>>Hast Du in Deiner Vision sehen können, wie viele Hellhäutige noch kommen werden?<<

Tanzender Hase schaute Ruhiges Kalb lange in dessen Augen.

>>Ihre Anzahl wird gewaltig sein. Sie werden hundertmal mehr werden, wie die Anzahl der toten Büffel, welche wir hier sehen. Und dann werden weitere kommen. Und die Anzahl der Büffel wird abnehmen, bis sie fast verschwinden werden. Was wirst Du dem Stamm sagen?<<

Ruhiges Kalb blieb weiter ruhig. Was er seinem Stamm sagen würde? Das wollte er nicht in diesen Moment entscheiden. Dazu bedurfte es eines in sich Einkehrens.

Denn Wahrheit konnte sehr weit reichende Folgen haben. Und so lagerten die beiden Männer auf dem Hügel und schauten durch das Mondlicht auf die toten Körper ihrer Brüder und Schwestern. Hatte Manitu sie vergessen?

Dann verblasste das Bild unseres Höhlenfensters und Nastenka sagte zu mir:

>>Nun sind wir an das Ende unserer Präsentation angelangt. Von hier an werden wir uns nochmals zum Flug aufmachen und ein paar weitere Orte besuchen. Dann solltest Du in der Lage sein, eine Wahrheit für Dich zu finden. Vreni, es wird aber leider nicht einfacher dabei werden. Was Du ab jetzt zu sehen bekommen wirst, wird gravierende Eindrücke bei Dir hinter lassen. Und auch wenn Du das Gefühl haben solltest, Du könnest wahnsinnig werden oder Dein Herz müsse voll lauter Schmerz zerspringen. So vergesse nicht, dass Dir während dieses Fluges nichts passieren wird. Ich werde Dich wieder wohl behalten zurück bringen. So wahr ich Dein Krafttier bin.<<

Ich schwieg bedrückt. Eine so große Anzahl Tiere hatte ich noch nie auf einem Haufen gesehen. Und sie alle wurden ausschließlich wegen ihrer Haut abgemetzelt. Was waren wir nur für Menschen geworden?, fragte ich mich. Und ich war erleichtert, dass Nastenka mich nicht direkt in den Moment des Abschlachtens hatte eintauchen lassen.

Ein sanfter Druck ihrer Klaue ließ mich jedoch erahnen, dass dieses noch nicht das Ende des Schreckens gewesen sein konnte.

Und ich hätte viel dafür gegeben, wenn ich die nachfolgenden Reiseabschnitte nicht hätte erleben brauchen. Aber hätte ich dann auch die Wahrheit gewusst? Hatte Ruhiges Kalb nicht richtig daran getan, sich Zeit zu nehmen, um zu entscheiden, wie er mit der Wahrheit umgehen würde?

Und ich beschloss, mir mehr Zeit ein zu räumen.

Was hatte Tanzender Hase gemeint, als er sagte, dass das Fleisch des Büffels nur eine unzureichende Nahrung sei? Galt nicht gerade Büffelfleisch als besonders nahrhaft?

>>Nun Verena<<, ließ sich nochmals Nastenka in meinem Kopf vernehmen.

>>Bei Euch heißt es auch: Fleisch, ein Stück Lebenskraft. Aber für wenn soll es denn Lebenskraft bereit halten? Den Tieren wird ihr Leben geraubt und durch den Genuss des Aases sind die Wartezimmer Eurer Heiler voll. Der Mensch ist nicht geschaffen,

tierisches Eiweiß zur Gänze verarbeiten zu können.
Etwas bleibt immer übrig, ohne dass Ihr es
verstofflichen könntet. Und wenn Ihr über die Jahre
genügend Fleisch gegessen habt, dann lehnen sich Eure
Körper und Organe auf. Eure Herzen schwächeln,
Eure Lebern und Nieren ächzen unter der Last der
Gifte, die sie kaum noch ausscheiden können.

Die Zahle der Zivilisationskrankheiten wie
Herzerkrankungen, Rheuma oder Diabetis nehmen in
den Ländern explosionsartig zu, in denen das meiste
Fleisch gegessen wird.

Fleisch, ein Stück Lebenskraft!? Dass ich nicht
lache.<<

So sarkastisch hatte ich Nastenka bislang noch nicht
kennen gelernt. Und mir wurde klar, dass sie dieses
Thema und seine Folgen außerordentlich beschäftigen
musste.

Kapitel VII

Darf es ein wenig mehr Chicken sein?

Nastenka hatte mich vorgewarnt. Dennoch kam der Horror überraschend. Hatte ich mich doch nicht auf diesen einzustellen vermocht.

Meine Sinne brauchten ein wenig, um sich an das Halleninnere zu gewöhnen.

Ein unbeschreiblicher Lärm drang durch meine Gehörgänge, sodass mein Hirn sich gezwungen sah, alle Eindrücke zunächst zu mildern, damit ich unter der Flut der Eindrücke nicht ertrank.

Was für ein Lärm.

In der Halle mochten wohl mehr als 50.000 Hühner versammelt sein. Dicht gedrängt standen sie auf den Boden, und schrieen ihr Leid und ihr Unverständnis lauthals raus. Dann bemerkte ich den Gestank. Eine Mischung aus Amoniak, Schweiß, Verwesung und Exkrementen. Ich schaute genauer hin und erkannte, dass viele der Hühner verletzt waren, Einige auch schon bereits tot. Die toten Tiere standen zwischen den schreienden Tieren, da ihnen der Platz zum Umfallen einfach fehlte. Die Augen gebrochen, die Körper mit Ekzemen übersäht waren sie zum

Ersatzfutter für die Hühner verkommen, denen es nicht gelang, an das Knochenmehl, ihrer gewöhnlichen Nahrung zu gelangen. Schreiend pickten sie mit ihren Schnäbeln nach den toten Artgenossen, und stopften sich deren totes und stellenweise fauliges Fleisch in ihre Hälser. Immer getrieben von dem Trieb, selber nicht sterben zu wollen.

So sah also die berühmte Bodenhaltung aus. Da mochte ich mir eine Käfighaltung gar nicht erst anschauen. Und ein kurzer aber intensiver Gedankenapell ging von mir an Nastenka, damit sie dies auch nicht vergessen sollte.

Die schreienden Hühner, welche dicht gedrängt in ihren Exkrementen standen, litten ausnahmslos unter kranken mit Geschwüren oder Pusteln übersähten Beinen. Ihre Schnäbel waren gleich nach der Geburt bereits abgeknipst worden, damit sie nicht in der Lage sein konnten, artgerecht nach ihrem Futter hacken zu können.

Hier handelte es sich streng genommen um einen Hähnchenmastbetrieb. Einer der wenigen Hühnermastbetriebe, wo die männlichen Kücken nicht gleich nach der Geburt achtlos in Kisten geworfen wurden, um sie dann im Groß zu vergasen, zu verschreddern oder einfach nur lebendig einzufrieren, damit sie als Tierfutter vermarktet werden konnten.

Nein, hier durften diese Hähne leben. In der Regel ganze 2 bis 3 Monate lang, bis ihnen der Tod sein unfreundliches Gesicht zeigte.

Aber was für ein Leben hatten sie denn. Je länger ich in der Halle stand, destso mehr wurde mir klar, dass diese Tiere nicht lebten, sondern sich bereits seit Wochen im Sterbeprozess befanden, der in Kürze die Vollendung durch einen Schnitt erfahren sollte.

Heute war ein solcher Tag der Fleischernte. Sobald die Dämmerung angebrochen war, wurden die Tiere ruhiger, bis sie dann bei völliger Dunkelheit verstummten.

Dann gingen die Lampen an. Ihr Licht schien ultraviolett und tauchte die Halle in ein surreales gespenstisches Bild. Da die Tiere aber ultraviolettes Licht nicht sehen konnten, war für sie immer noch dunkelste Nacht. Und so erkannten sie zwar, das da was kam, konnten aber nichts erkennen.

Eines der großen Rolltore öffnete sich. Fünf Männer kamen in die Halle. Bekleidet waren sie in Ganzkörperlatexanzügen und ihre Gesichter wurden größtenteils von Schutzhauben verdeckt, auf dass sie den Exkrementen nicht zu sehr ausgesetzt wurden.

Jeder der Männer zog eine große Kiste hinter sich. In diese wurden nun die kreischenden Tiere achtlos reingestopft. Ihr Schreien klang schrill und voller Angst. Die anderen Tiere, welche noch nicht an der Reihe waren, waren verschreckt und suchten sich, noch kleiner zu machen.

Den Arbeitern war das egal. Sie schnappten nach den Tieren und pressten sie durch die kleinen Kistenöffnungen, sodass sie dicht gedrängt, die Herzen voller Andrenalin und Panik geweitet, in den Kisten wieder zur Besinnung kamen. Erst wenn eine Kiste wirklich voll war, wurde sie von weiteren Arbeitern abgeholt und durch leere Kisten ersetzt, welche den Einsammlern gebracht wurden.

Diese Arbeiter hatten keinen Blick für das Leid der Tiere. Ähnlich Biorobotern taten sie einfach ihren Job. Und manch einer in den Todesfabriken der Tierproduktion kompensierte seine Ohnmacht oder auch seine vermeintliche Stärke mitunter dadurch, dass er ein Tier einfach nur so zum Spaß immer wieder auf den Boden schmiss oder nur drauf rum trat.

Nach getaner Arbeit gingen sie dann wieder heim zu ihren Familien und streichelten ihre Hunde und Katzen oder schauten nach den Nymphensittichen der Kinder.

Verdrehte Welt.

Wenn ein Lastkraftwagen vor dem Tor dann voller übereinander gestapelter Kisten beladen war, ging es dann los in das Schlachthaus.

In diesen wurden die Tiere weitgehenst vollautomatisch getötet. Die Arbeiter dort brauchten lediglich die Hühner aus den Kisten packen und diese kopfüber in Metallringe zu hängen. Diese Metallringe waren dann an Förderbändern befestigt, und transportierten das lebendige Fleisch durch die einzelnen Abschnitte der Produktionskette. Die meisten starben relativ schnell, einige hatten jedoch das Pech, dass sie dem Schnittprozeß im Hals durch eine unbedachte Bewegung oder fehlerhafte Einhängung entkommen waren. Doch dies hatte ja nichts mit Entkommen zu tun. Diese Tiere wurde noch bei völligem Bewusstsein durch die Siedebäder gezogen und verbrühten ähnlich einem Hummer, der in das kochende Wasser geworfen wird, zu Tode. Das war also nun das Ende der Produktionskette unserer allseits geschätzten Chicken. Auch wenn keines dieser Tiere sterben wollte, sah ich ihren Tod als traurige Erlösung eines unwürdigen Lebens, welches wir Menschen ihnen seit ihrer Geburt zugedacht hatten.

So wurden also unsere Chicken produziert. Ein Leben in Liebe und Freude, um in einen kurzen unbemerkten Augenblick schnell und schmerzlos für unseren Genuss getötet zu werden? So hatte ich es bislang immer geglaubt. Aber das war wohl ein Irrglauben gewesen. Zum Weinen fehlte mir mittlerweile die Kraft. Und meine Tränenkanäle waren ausgeblutet und leer. Genau wie mein Geist, der sich langsam schützend zurückzog.

Eines war klar. Das nächste mal, wenn ich mit jemanden durch einen Mac. Drive Schalter fahren würde, wüsste ich, was ich zu sagen hätte.

Ich würde es so machen, wie mein Vater bei unserem letzten Besuch.

Die quitschende Stimme aus dem Automaten sagte:

>>Also 4 Veggiburger, 2 Wasser und kein Chicken. Darf es sonst noch was sein?<<

Und was hatte mein Vater geantwortet und dabei über das ganze Gesicht gestrahlt?

>> Ein wenig mehr Weltfrieden, aber vermutlich haben sie das nicht in Ihrem Programm.<< Abgesehen davon, dass der Mensch hinter dem Automaten dies nicht verstehen wollte und wieder auf sein Chickenangebot beharrte, verstand ich dagegen nun langsam, was mein Vater damit wohl gemeint haben könnte.

Ich hatte genug gesehen. Fest drückte ich Nastenkas Klaue, um ihr zu bedeuten, dass sie mich weg bringen sollte. Weg von diesem Ort des Grauens.
Nastenka verstand augenblicklich. Und wieder löste sich die uns umgebende Wirklichkeit auf, und wir flogen erneut los.

Kapitel VIII

Tierschutzaktivisten

Mittlerweile war es erneut Tag geworden.

Wir befanden uns auf der Domplatte zu Köln. Die
beiden stolzen Türme ragten hoch hinauf in die Luft.
Zeichen der christlichen Gläubigkeit und der
Überlegenheit des Menschen über die übrigen
Erdlinge. Dass die beiden Türme nicht gleich hoch
waren, erkannte niemand mit dem bloßen Auge, und
die wenigsten wussten dies. Die Sonne schien, und die
Touristen, welche den Zügen des Hauptbahnhofes
entstiegen, eilten eilig, mit Digitalkameras bewaffnet,
dem Dom entgegen.

Wahre Gläubige des Lebens, welche durch die Linsen
ihrer kleinen Apparate schauten. Ihre kläglichen
Versuche, die imposanten Bilder fest zu halten. Auf die
Idee, die Eindrücke mit ihren eigenen Sinnen fest zu
halten oder nur die Spiritualität dieses Kraftortes in
sich wirken zu lassen, kamen die Wenigsten.

Auch nahm kaum jemand das kleine Trüppchen
Aktivisten auf der Domplatte zur Kenntnis.

Vielleicht 15 Leute hatten sich zusammen gefunden,
um mit Transparenten und dreier Schautafeln auf das
Leid der Tiere aufmerksam zu machen. Zusätzlich

147

hatten sie einen kleinen Tisch aufgebaut, auf dem Unterschriftenlisten auslagen. Eine Spendendose fristete ihr Dasein. Aber die Touristen, die Pendler, welche zu ihren Arbeitsplätzen wollten oder von ihnen wieder weg eilten, sowie die Kölner im Übrigen nahmen keine Notiz von Ihnen. Eine vielleicht 30 jährige Frau stand einsam vor einer der Schautafeln und las ein wenig über das Schicksal der Versuchstiere, welche jährlich zum Wohle der Forschung ihren Tod in den Versuchslaboren erleiden durften.

Ihr wollte es einfach nicht in den Kopf gehen, dass es für die Forschung von unabdingbaren Nutzen sein sollte, wie viel Benzin ein Rhesusaffe trinken konnte, ehe er daran verstarb. Auch erkannte sie keinen Logik darin, Ratten mit Hufflattich zu mästen, welches dem dreißigfachen Körpergewicht entsprach. Wozu sollte das alles gut sein?

Zwei Jugendliche fuhren mit ihren Boards vorbei. Einer grinste die Aktivisten über das ganze Gesicht an und rief höhnisch.

>>Verpißt Euch doch, Ihr Müslifresser. Euch braucht hier kein Mensch.<<

Langsam dämmerte es mir, dass wir wohl gerade solche Ehrenamtliche Aktivisten brauchten, damit die Menschheit wieder gesunden konnte.

All die Veganer & Vegetariere, oder viele der Umweltschützer wurden einfach geflissentlich übersehen. Niemand wollte die Zusammenhänge erkennen zwischen einer ausgewogenen Nahrung und dem Hunger irgendwo auf der Welt. Keinen schien es zu interessieren, dass bei zunehmendem Fleischkonsum die Krankheitsfälle bei den Herz-Kreislauferkrankungen, Gischt, Rheuma oder auch Krebs deutlich stiegen. Solange man nicht selbst unmittelbar betroffen war, schien es jedem egal zu sein.

Aufmerksam betrachtete ich die Schautafeln. Besonders die mittlere hatte mein Interesse geweckt. Zeigte sie doch recht anschaulich die Zusammenhänge auf, zwischen den Flächen, welche heute zur Tierfutterproduktion genutzt wurden, um den stetig wachsenden Fleischkonsum des Westens befriedigen zu können. Länder wie Äthiopien, in denen die Bevölkerung alle Jahre wieder vor dem Hungertod stand, baute auf fast 80 % seiner landwirtschaftlichen Flächen Viehfutter an, um dieses an die USA oder

Europa zu verkaufen. Auf die eigenen Bevölkerung und deren Hungerbedürfnis wurde aus Liebe zum Mammon keinerlei Rücksicht genommen. Und wenn ein paar Millionen zu viel vom Hungertod bedroht wären, dann würden ja sicherlich wieder Miserio oder andere Organisationen einspringen. Das hatte doch immer schon geklappt. Das Übel aber direkt an den Wurzeln zu bekämpfen, schien niemanden von denen zu interessieren, die das Geld daran verdienten. Und die, welche kein Geld hatten, interessierten sich zwar drängend dafür, die Zustände zu ändern, hatten aber keine Aussicht, tatsächlich was zu ändern.

Und auch, wenn den Aktivisten klar sein musste, dass sie als kleines Grüppchen nichts Wesentliches würden ändern können, schien ihr Enthusiasmus ungebrochen. Stunden vergingen. Gelegentlich blieb ein Passant stehen, um sich im Gespräch mit einem Tierschützer zu informieren. Und jeder 3. dieser Passanten war sogar bereit, eine der ausliegenden Petitionen zu unterzeichnen. So verging der Tag, wie im Fluge. Gegen Abend baute die Gruppe ihre Untensillien wieder ab und zog von dannen. Nur der harte Kern traf sich kurz darauf wieder im Stiefelknecht, wo sie bei ner Runde Kölsch überlegten, wie ihre weiteren Aktionen aussehen könnten.

Ralf eröffnete die Diskussion.

>>Nur mit unseren Transparent-Aktionen. Mann, das bringt es doch nicht. Es wird Zeit, dass wir mal wieder was Handfestes unternehmen. Hat jemand von Euch nen Vorschlag?<<

Ein kurzer Moment Stille. Dann meldete sich Patricia zu Wort.

>>Nun, was wir schon länger im Fokus hatten, ist ja ne Aktion, die wir beim Hühnerbaron machen wollten. Würde schnell gehen, einfach und fast ohne Risiko.<<

Sophie warf ein.

>>Ach ja, und dann wollten wir doch noch in Siegen bei der Schweinemastfarm einsteigen, um Filmmaterial zu gewinnen, damit alle sehen können, was das für Drecksäcke sind.<<

Ralf schaute zufrieden in die Runde und bedeutete dem Kellner, gleich noch ne Runde Kölsch zu bringen.

>>Na klasse. Dann hätten wir ja gleich 2 Orte, an denen wir heute Nacht zuschlagen könnten. Wer ist dabei?<<

Natürlich waren sie alle dabei. Ralf - der Denker,
Patricia – auch Lotte genannt, von Trümmerlotte
abgeleitet, Sophie - die Sanfte, Dirk - das Lama und
Jens - der Irrwisch. Keiner würde kneifen. Und so
wurden Pläne ausgearbeitet und die Gruppe beschloss,
diese Nacht getrennt vorzugehen.

Lotte, Dirk und Jens kam die Aufgabe zu, Hühner zu
befreien. Ralf und Sophie wollten sich um das
Filmmaterial kümmern.

>>Und das ihr bloß nicht ohne Hühner zurück
kommt<<

>>Genau, vergesst auch nicht die Spraydosen. Knallt
denen ordentlich was Feines an Ihre scheiß anonymen
Hühnerkonzentrationslager<<, empörte sich Sophie.

>>Warum wurde Sophie eigentlich die Sanfte
genannt?<<, dachte Jens der Irrwisch.

>>Die hat ja ganz schön Pepp im Arsch.<<

>>Ach Ralf, passt Ihr lieber mal auf, dass euer
Kameraakku voll ist. Nicht das wir wieder so ne Pleite,
wie beim letzten Mal erleben.<<

Daran mochte keiner gerne erinnert werden. Beim
letzten Mal waren sie bei nem Kaninchenzuchtbetrieb
im Saarland eingestiegen. Was für Zustände sie da
vorgefunden hatten, war unbeschreiblich. Ganze 1 ½

Stunden hatten sie alles ausführlich in der Stille der
Nacht dokumentiert. Ihre eigenen Ärsche hatten sie
riskiert, immer in der Angst, jeden Moment entdeckt
werden zu können.

Und dann!! Nichts auf dem Band, weil der verdammte
Akku gerade mal soviel Power besessen hatte, um das
rote Lämpchen zwar zum Leuchten zu bringen. Aber
das war es dann auch. Nein, so nen Mist würde ihnen
kein zweites Mal passieren.

Nachdem sich die Truppe mit einer weiteren Runde
Kölsch die nötige Zuversicht angetrunken hatte,
machten sich die zwei Gruppen auf den Weg.

>>Treff ist dann morgen früh um 11 Uhr in meiner
Bude,<< tönte Ralf. >>Da schauen wir dann, wie wir
die Ergebnisse verwerten können.<<

Die Gruppe um Lotte nahm die S-Bahn und fuhr los
zu Jens. Dort packten sie ein paar Dosen Spray in
ihren Rucksack, 3 Skimasken sowie 3 Kartoffelsäcke,
mit denen sie die befreiten Hühner weg transportieren
wollten. Dann ab in die nächste Bahn, um auf die schäl
Sick zu kommen. Denn dort hatte der Hühnerbaron
seinen Betrieb.

Nastenka und ich folgten den Dreien unauffällig, da es
mich sehr interessierte, ob sie ein paar Hühner retten

konnten. War doch die Erinnerung an meine gerade erst erlebte Hühnerepisode noch frisch in meinem Gedächtnis. Und Ralf und Sophie würden eh länger brauchen, bis sie bei dem Schweinezüchter in Siegen aufschlagen konnten. Ralf's klappriger Renault war ja sicherlich nicht der Flotteste, und der Weg zur Schweinemast lang. Für Nastenka würde es schwerlich ein Problem darstellen, uns rechtzeitig zu den Beiden zu bringen.

Lotte, Dirk und Jens hatten unterdessen den Hühnerzuchtbetrieb erreicht. Dicht zwischen ein paar Büschen gezwängt warteten sie ruhig ab und beobachteten den Hof aufmerksam.

>>Hoffentlich kommen heute keine Transporter. Sonst können wir unsere Aktion sowieso gleich vergessen<<, ließ sich Jens vernehmen.

Dirk grunzte.

>>Ach, mach Dir mal nicht in 's Hemd. Wird schon keiner kommen. Und wenn doch, rennt jeder in ne andere Richtung. Und wenn einer von uns erwischt wird, hält er die Klappe. Klar?<<

Lotte brummte zustimmend.

>>Klar, das das klar ist. Für was für Memmen hältst Du uns eigentlich. Wenn einer erwischt wird, hält er

die Schnauze. Ist ja wohl Ehrensache. Schaut mal, da kommen wieder 5 Arbeiter raus. Ob die Luft jetzt rein ist?<<

>>Psst, seit doch ruhig. Sonst hören sie uns womöglich noch.<<

Weitere 2 Stunden verblieben die drei Freunde im Gebüsch versteckt. Dann erst wagten sie sich aus ihrer Deckung heraus.

Schnellen Schrittes marschierten sie auf die Hühnerhalle zu. Wenigstens brauchten sie keine Tür aufbrechen. Hatten sie doch aus ihrem Versteck beobachten können, wie einer der Arbeiter den Schlüssel zur Hallentür einfach unter die Matte gelegt hatte. Jens bückte sich, kramte den Schlüssel unter der Matte hervor und schloss die Tür auf. Lotte hatte während dessen bereits die Spraydosen aus dem Rucksack gekramt und sprühte mit Dirk fleißig Parolen an die Hallenwand.

„Verdammte Hühnerquäler" stand nun dort zu lesen. „Drecks Tiermörder!" gleich schräg darunter. Und auch Parolen wie „Salmonellenzüchter" und „Hier steht eine Hühner-KZ" prangten nun in großen leuchtenden Buchstaben auf der Wand.

Jens hatte derweil die Tür aufgelassen und erkundet, wohin die drei gehen mussten, um zu den Hühnern zu gelangen. Während er schnell mit seinem Handy ein paar Fotos im Nachtmodus schoss, waren die anderen beiden schon wieder aufgeschlossen. Entschlossen packte sich jeder der drei Aktivisten ein paar Hühner und steckten diese in die Kartoffelsäcke. Und dann hieß es auch wieder mit Vollgas nach draußen. Schon wurden erste Stimmen laut. Ein Mann tauchte im Eingang des nicht weit entfernt stehenden Hauses auf und brüllte zornentbrannt rum.

>>Eh, ihr Arschlöcher. Finger wech von de Höhner. Brutus faß dat Kroppzeug. Und dabei rief er nach seinem Hund.<<

Bei dem Hund handelte es sich um einen ausgewachsenen Rottweiler. Und irgendwie schien diese Tölle viel eher Freude dran zu finden, drei Tierschützer zu hetzen, wie sich die Frage zu stellen, wozu Tierschützer überhaupt gut sind.

Nur mit knapper Mühe gelang es den Dreien, rechtzeitig über die Mauer klettern zu können. Jens musste seinen Kartoffelsack gar in hohem Bogen über die Mauer schmeißen, sonst hätte er es gar nicht mehr schnell genug geschafft, den Fängen des Rotti zu entwischen.

Dann spurteten die Drei los. Jeder in eine andere Richtung. Genau so, wie es vereinbart worden war. Lotte war gegen 1:00 Uhr in der Früh wieder zu Hause. Ihre Mutter saß noch in der Küche und rauchte sich gemütlich einen Joint. Ihr Vater kam, eine Flasche Bier in der Hand haltend, dazu, wie er hörte, das sie das Haus betrat.

>>Ah Mädie, auch schon zurück! Wo kommst Du denn jetzt her. Und was hast Du den da für einen scheiß Sack dabei.<<

Auch ihre Mutter schaute interessiert auf.

>> Das sind Hühner!<<, erklärte Lotte voller Stolz.

>> Ein ganzer Sack voller armer geschundener Hühner, die gequält wurden. Die habe ich befreit. Und jetzt werde ich sie wieder pflegen und aufpäppeln. Und dann bring ich sie zu nem Gnadenhof. Jawohl!<<

Aufmüpfig schaute sie ihre Eltern an. Sollten die bloß was dagegen einwenden.

Und schwer japsend ließ sie sich auf einen Stuhl plumpsen und griff erwartungsvoll in den Sack. Ihre Hände bekamen das erste Huhn zu fassen und zogen es raus. Aufgerissene Flügel, den Schnabel cupiert, war das Huhn den Strapazen der Flucht nicht gewachsen gewesen. Es hatte einen kurzen Herztot wohl einer ungewissen Flucht vorgezogen.

Jedenfalls war es tot.

Und Lotte zog ein Gesicht, wie 7 Tage Regenwetter.

>>Scheisse, was ist das?<< und entsetzt holte sie vorsichtig die anderen Hühner aus dem Sack. Alle vier Hühner hatten die Flucht nicht überlebt. Lotte war sauer. >>Verdammte Hacke. Und dafür das ganze Risiko. Die sind ja alle drauf gegangen. Wat nen Scheiß.<<

Ihre Mutter ging da eher pragmatisch dran. Während Lotte noch am Fluchen war und sich der Vater grinsend mit einem weiteren Bier verzogen hatte, schnappte sich die Mutter ihr Fleischermesser und fing an, die Tiere fachgerecht zu zerlegen.

>>Ach Kind. Auch wenn die Tierchen dat jetzt net überlebt han,...ist et ja doch zu jet jood. Kuck mal, dat schöne Fleisch. Dat lassen mer doch net verkomme.<<

>>Ihr könnt mich mal,<< schrie Lotte wütend und rauschte ab in ihr Zimmer, wo sie sich heulend auf ihr Bett warf und überlegte, warum ihr Plan letztlich doch schief gegangen war.

>>Hoffentlich hatten die anderen mehr Glück gehabt<<, dachte sie noch, bevor sie in einen tiefen, aber unruhigen Schlaf fiel.

Kapitel IX
Wenn Schweine schreien....

Dies war mit Sicherheit die kürzeste Flugstrecke während unserer Reise, dachte ich, als mir Nastenka durch einen Druck Ihrer Klaue zu verstehen gab, dass wir angekommen waren. Nun, abgesehen davon, dass Siegen nicht wirklich weit von Köln weg war, für ne Flugsau wie Nastenka, brauchte sie uns ja nur wenige Stunden auf den Zeitstrahl zurück zu lotsen und schon konnten wir die Aktion von Ralf und Sophie beobachten.

Sophie war nervös. Klar, es machte Sinn, die widerlichen Methoden des Schweinemastbetriebes zu filmen. Sonst würde ihnen ja sowieso niemand glauben. Und nur mit Faltblättern allein konnten sie nur zu Wenige wach rütteln.

Aber gleich einbrechen, schoss es ihr durch den Kopf. Mist. Sie steckte gerade in ihrem Medizinstudium. Sollten sie erwischt werden, wäre es wohl erst mal Essig mit Studium. Schließlich konnte sie sich kaum vorstellen, dass die Uni Bonn ihren Studiengang kurzfristig als Fernlehrgang in die JVA leiten würde.

>>Mach Dir keinen Kopp, Sophie. Wird schon schief gehen.<<

>>Du hast gut reden, Ralf. Ich muss nur noch 2 Semester durch halten. Dann bin ich fertig mit der Uni. Es darf ganz einfach nichts schief gehen!<<

Ralf legte ihr tröstend seine Hand auf die Schulter. Sophie hatte ihm schon auf dem Gymmi gefallen, aber irgendwie war ausgenommen einer heftigen Schwärmerei für sie, nie mehr daraus geworden.

>>Meinst Du, wir sollten es lieber lassen. Oder besser noch. Ich lass Dich bei Mario raus, und wenn ich mit der Aktion fertig bin, hohl ich Dich hinterher wieder ab.<<

Sophie schaute ihn entsetzt an.

>>Nichts da. Hab zwar ganz schön Muffensausen, aber da muss ich jetzt durch. Das haben wir zusammen angefangen, also ziehen wir das jetzt auch gemeinsam durch.<<

Also gut, dachte Ralf, dann soll es so sein.

Knapp 40 Minuten später hatte der klapprige Renault die Strecke geschafft. Damit der Wagen nicht mit dem Einbruch in Verbindung gebracht werden konnte, parkten sie etwa 5 Fußminuten vom Schweinemastbetrieb entfernt.

Mittlerweile war es dunkel geworden. Die
Schweinemastanlage war ca. 200 Meter vom
Haupthaus entfernt. Zwei kleinere Stallungen
schlängelten sich irgendwie dazwischen, so dass die
Chance recht gut war, dass ihr beider Tun doch
unbemerkt bleiben mochte.

>>Hast Du die Kamera?<<

>>Ja<<

>>Auch den Akku aufgeladen?<<

>>Ja, klar doch.<<

>>Und wie sieht es mit dem Nachtmodus aus. Hast
Du den auch schon eingestellt?<<

>>Boa Sophie. Jetzt gehst Du mir aber langsam auf
den Sack. Die Kamera ist top. Da funktioniert schon
alles. Hast Du denn wenigstens an den
Bolzenschneider und die Skimasken gedacht?<<

Sophie klopfte auf ihren Jutesack.

>>Alles dabei. Na dann mal los.<<

Und Seite an Seite gingen sie los. Sie wussten, dass das
was sie zu tun beabsichtigten, ein Unrecht war. Nur
konnten sie eben keinerlei Unrecht dabei empfinden.

Vorsichtig schlichen sie sich zum Nebeneingang. Dann noch mal nach rechts und links geschaut. Sah alles gut aus. Beide schnappten sich ihre Skimasken und zogen sie über. Die Kleidung, ebenso bewusst dunkel gewählt, ermöglichte Ihnen, nahezu unbemerkt mit dem Dunkel der hereinbrechenden Nacht zu verschmelzen.

Sophie gab Ralf den Bolzenschneider. Geschickt fädelte er die schwere Eisenkette zwischen die Bolzen und drückte die Griffe mit aller Kraft zu. Ein lautes Plong erklang, als die Kette sauber durchtrennt war. Ängstlich hielten die beiden inne. Ob sie jemand gehört hatte? Verdammt laut, so ne scheiß Kette, dachte Ralf. Und auch er merkte, wie seine Anspannung deutlich zu nahm.

Sophie und Ralf warteten weitere 5 Minuten ab. Nichts rührte sich.

>>Okay, los geht´s<<, flüsterte Ralf und öffnete langsam die Tür. Dann schob er sich, einer Katze gleich, lautlos durch die Enge und Sophie hatte Mühe, dicht hinter ihm zu bleiben.

Das erste, was ihnen sofort auffiel, war der unsagbare Gestank.

Und auch ich musste schlucken.

„Pah, wie stinkt das denn. Sind wir hier nicht eigentlich in nem Schweinemastbetrieb?", dachte ich. >>Klar<<, ertönte auch sofort wieder Nastenka´s Stimme in meinem Kopf. >>Und das ist erst der Anfang. Also, wenn Du wieder kotzen musst. Tu Dir keinen Zwang an. Außer uns beiden bekommt das ja doch keiner mit.<<

Nachdem ich mich also erst mal an den Gestank gewöhnen musste, schaute ich ängstlich erwartend den beiden Aktivisten weiter zu.

Ralf schob sich vorsichtig durch einen schmalen Gang. Dann öffnete er eine weitere Tür. Der Gestank, der Ihnen nun entgegen schlug, ließ ihn beide ohnmächtig werden. Sophie hielt die Kamera bereit. Krampfhaft umschloss ihre rechte Hand die Halteschlaufe. Dann machte ihr Ralf ein wenig Platz, sodass sie sich vorbei zwängen konnte. Um mit den Augen ihrer Kamera sehen zu können.

Die Schweine standen dicht gedrängt in ihren altem Kot und Urin. Von dem Betonboden unter ihnen war durch die braune Brühe nichts zu erkennen. Von Stroh oder einem behelfsmäßigen Einstreu war hier natürlich auch keine Rede. Viele der Tiere waren verletzt. Einige hatten blutende Fesseln. Anderen hingen Geschwüre aus dem Körper raus.

Das sollten die Lebewesen sein, die in unserem Lande liebevoll und sorgsam aufwachsen durften, um in einem kurzen, vom Tier nicht wahr genommen Moment, für unsere Nahrungsmittelproduktion getötet zu werden. Fleischproduktion. Made in Germany? Mir wurde schlecht. Und auch Sophie und Ralf ging es nicht anders. Während Sophie die Tränen über ihr Gesicht liefen und sie dennoch die Kamera tapfer weiter auf die Tiere hielt, kotzte sich Ralf auf seine Schuhe.

Ich wusste, wie er sich fühlte. War es doch noch gar nicht lange her gewesen, wo ich mir auch alles noch mal durch den Kopf hatte gehen lassen.

Sophie nahm das ganze Ausmaß der Tragödie auf. Weder wurde den Tiere ausreichendes Trinkwasser zur Verfügung gestellt. Noch schien es hier irgend einen zu interessieren, dass man Ställe auch mal einstreuen und ausmisten könnte.

Ralf hatte fertig. Mit bleichem Gesicht stupste er Sophie vorsichtig an. Der Schubser würde später als kleiner Wackler in dem Film wahr genommen werden können, was ihn dadurch irgendwie noch authentischer machte.

>>Ist doch kein Wunder<<, flüsterte er.

>>Warum die Fleischproduzenten jedes Jahr Tonnen von Antibiotika in das Futter kippen müssen. Die verrecken doch sonst hier wie die Fliegen. Allein die vielen verletzten Tiere, die knabbern sich ja teilweise schon gegenseitig an.<<

Und entsetzt schauten wir einer Sau in ihre traurigen Augen, welche sich in 2 Metallstangen fest zu beißen versuchte.

Ihre großen schwarzen Augen leer. Ihre Zähne, die Eckzähne wurden ihr gleich bei der Geburt ohne Narkose entfernt, wie allen ihren Artgenossen, stumpf.

Ihr ganzes Wesen hatte nie den Sinn des Lebens erfahren können. Seit sie geworfen wurde, war sie in diesem Stall gewesen. Ihren Brüdern hatte man ohne Betäubung den Hodensack aufgeschnitten und die Hoden raus gerissen. Die schmerzgeplagten Schreie hatte sie nie vergessen können. Zwei ihrer Brüder hatten diesen Eingriff nicht überlebt. Mann warf sie auf blecherne Kisten mit einem runden Etwas drunter und fuhr sie weg. Drei weitere Brüder wurden getötet, da waren sie kaum 2 Wochen alt. Auch das hatte sie mitbekommen, da dies gleich hinter der steinernen Absperrung neben ihr geschehen war. Sie wusste noch, dass einer der Schnitter gelacht hatte und gefeixt hatte.

>>Na, das geben aber mal ein paar Spanferkel.<<

Was die Schnitter unter Spanferkel verstehen mochten, wusste sie zwar bis heute nicht. Aber irgendwie war es ihr auch egal geworden.

Einen Sonnenstrahl hatte sie noch nie gesehen. Was war eine Sonne überhaupt. Sie hatte die Schnitter schon mal darüber sprechen gehört.

Dass sie ganz schön hell gewesen sei. Und ein anderer hatte mal erzählt, dass sie ziemlich warm sei.

Hier in ihrem Haus war es immer dunkel. Wenn es Tag wurde, merkte sie dies nicht, weil eine Sonne vorbei kommen würde. Nein, dann gingen die summenden langen Rohre an. Und fahles gelbes Licht, welches nicht wirklich glücklich machte und schon gar keine Wärme spendete, erhellte das Haus. Dann wusste sie, dass es Futter gab. Sie alle drängten sich um das Futter. Und ihre Schnauzen wühlten dann in der

Scheiße nach dem Tier-Mehl und dem Mais. Nicht, dass es ihr jemals geschmeckt hätte. Das nicht. Aber wenn sie zu wenig ab bekam, dann wurde sie schwach. Und dann bekam sie vielleicht auch Wunden.

Aber selbst das war ihr nun auch egal geworden. Sie hatte kaum noch Kraft, um auf das nächste Futter zu warten. Und kaum, dass sie das meiste Futter gefressen hatten, wurden die langen Rohre wieder dunkel.

Stundenlang standen sie dann in der Dunkelheit bei einander. Dicht gedrängt, kaum Platz, sich mal anständig fläzen zu können. Nicht wenige wurden verrückt oder gar aggressiv und bissen nach allen Schweinen, die ihm Weg standen. Bis jetzt hatte sie Glück gehabt, aber wie lange noch?

Auch, wenn Sophie die Gedanken des Tieres, im Gegensatz zu mir nicht hören konnte, schien sie doch genau zu ahnen, was in der gepeinigten Tierseele vor sich ging.

Ganze 3 Minuten hielt sie die schwarzen Augen des Tieres mit ihrer Kamera fest. Ihre Zähne, welche in den Stangen verbissen waren.

Dann plötzlich kippte das Schwein um und war tot. Zum Schlachthof hatte sie es nicht mehr geschafft.

Diese drei Minuten sollten später als Weckrufvideo

über 9.000.000 mal bei youtube aufgerufen werden.

Aber das wussten wir da noch nicht.

Sophie heulte mittlerweile völlig ungehemmt. Ihr Schluchzen wurde gnadenlos von der Kamera aufgezeichnet. Aber das war ihr scheißegal geworden. Dass das Tier vor ihren Augen einfach so gestorben war, weil sein zerschundener Körper nicht mehr weiter konnte, und sein Herz nicht mehr wollte, hatte ihr einfach den Rest gegeben. Da half dann eben auch kein Antibiotika mehr.

Ralf nahm ihr vorsichtig die Kamera aus der Hand und filmte nun selber weiter. Er hatte sich ja bereits völlig ausgeleert und befürchtete, dass sich Sophie nun in Kürze womöglich über die Kamera erleichtern könnte. Wem hätte das dann was genützt. Also hieß es, Zähne zusammen beißen und weiter filmen.

Die Kamera erfasste neben den geschundenen Tieren auch die Gewinner dieser Situation. Ratten, welche zwischen den Schweinen umher liegen. Immer auf der Suche nach einem toten Tier, welches sofort angeknabbert werden konnte.

Hätten die Tiere noch mit den Menschen reden können, oder hätten sie gewusst, wie wir die Zeit messen, dann hätten sie Ralf und Sophie mitteilen können, dass die Neonröhren hier jeweils für gute 10 Minuten angeschaltet wurden. Und das alle 24 Stunden einmal. Bei einigen Tieren war es deutlich zu sehen, dass sie bereits seit Stunden, wenn nicht gar Tagen, mit ihren Verletzungen nieder lagen. Eitrige Geschwüre bedeckten die Wunden, vermischt mit dem Kot der gepeinigten Geschöpfe. Behandelt wurden sie nicht. Die, welche an den Wunden starben, waren die, was die Schnitter unter Ausschuss verstanden.

So einfach war das.

Ralf und Sophie hatten genügend Material zusammen. Bleich und sichtlich mitgenommen schlichen sie sich wieder nach draußen, der Hölle entfliehend.

Und auch ich hatte genug gesehen. Genug gerochen. Und vor allen Dingen genug gehört. Ich wollte nur noch raus. Meine Hand suchte panisch nach Nastenka´s Klaue. Meine Augen schlossen sich, und schon flogen wir wieder los......

Kapitel X

Wenn Schweine sterben

....aber nicht einem Frühstück um 11 Uhr mit unseren
5 Aktivisten entgegen. Abgesehen von ein wenig
Ruhe, die ich immer mehr haben wollte, hätte es mich
doch sehr interessiert, ob eines der Hühner von Jens
oder Dirk die Befreiungsaktion überlebt hatte. Und
natürlich wäre ich gerne Zeuge geworden, um zu
sehen, wie die fünf Freunde mit ihrem gesammelten
Material weiter verfahren würden.

Statt dessen ging es weiter auf unseren Höllentrip.
Aber hatte Nastenka mich in der Kakushöhle nicht
vorgewarnt, dass ich noch weitaus Schrecklicheres zu
sehen bekommen sollte.
Hatte ich wirklich Recht getan, erfahren zu wollen, ob
wir als Fleisch- oder Pflanzenfresser geschaffen
wurden? Musste ich wirklich soviel sehen, um zu einer
Wahrheit zu gelangen?
Jedenfalls wünschte ich mir, dass unsere Reise bald
vorbei sein mochte. Zu viel Schmerz hatte ich
mitfühlen müssen. Zu viel Tod mit ansehen müssen.
Wäre nicht immer noch die starke Erinnerung an die
Menschen mit der Hirschkuh und dem Wolf meine

Labsal und Nastenka meine Begleitung gewesen, ich wüsste nicht, ob ich die Reise so weit hätte fliegen können.

>>Bleib stark, Vreni. Nur noch eine Reiseetappe, dann geht es wieder heim.<<

Wir saßen auf dem Dach eines Viehtransporters, und brausten, den kühlen von Smog versetzten Wind um die Nase, unserem Bestimmungsort über der Autobahn entgegen.

Unter uns waren Schweine. Den Geruch dieser Tiere konnte ich selbst bei dem Fahrtwind noch deutlich vernehmen. Es mussten viele Tiere sein. Ihren Lauten nach zu schließen, hatten sie Angst. Man hatte sie mitten in der Nacht, mit Hilfe von Stöcken zusammen getrieben, und in diese stinkende Blechbüchse verladen. Die Geräusche der Autobahn und der übrigen Fahrzeuge machten sie nervös. Dazu kamen das nagende Gefühl von Hunger und Durst.

In der Schweinemast hatten sie zwar auch ein unwürdiges Leben führen müssen, aber wenigstens gab es Futter. Nur heute hatten sie noch nichts bekommen.

Die Sonne stieg höher, und wärmte mit ihren Strahlen das Leben unseres Planeten.

Von unserem Sattelzugdach konnte ich gut die Fahrzeuge um uns herum beobachten.

Da kam ein Z3 Cabrio. Die Fahrerin, gut gelaunt und braun gebrannt, genoss die Sonnenstrahlen sichtbar. Das Dach eingefahren, ließ sie sich den Wind in die Haare wehen. Ihre goldene Armbanduhr spiegelte sich im Licht. Schließlich war sie eine Frau von Welt. Erst letzte Woche hatten die anderen sie zur Partnerin befördert. Mit einer guten Flasche Wein und Scaloppa Mafia beim Edel-Italiener hatten sie den Abend ausklingen lassen. Vor ihr lag eine grandiose Zukunft. Das Leben meinte es gut mit ihr.

Auch die Tiere unter uns merkten, dass die Sonne höher gestiegen war und ihre Strahlungskraft an Deutlichkeit gewann. Sie drängten sich durstig und nervös aneinander. Warum gab man ihnen bloß nichts zu trinken? Eine der Sauen glaubte, an ihrer Angst ersticken zu müssen. Voller Panik biß sie dem Tier neben ihr direkt in das Bein. Dieses schrie und versetzte somit auch die übrigen Tiere in Angst. Nach fast 9 Stunden waren sie angekommen. Der Sattelschlepper fuhr auf den Entladungsplatz eines Schlachthofes und reihte sich in der endlos langen Schlange der übrigen Sattelschlepper ein.

Drei Schlachthäuser standen dicht neben einander gebaut und warteten gleich einer alles verschlingenden Harpyie, auf die endlos anmutenden hereinquellenden Ströme, bestehend aus lebendigem Fleisch.

Alle drei Häuser gehörten dem selben Unternehmen an, jedoch wurden die Schlachtungen auf unterschiedliche Weise vorgenommen, eh die toten Kadaver, auf Laufbänder geworfen, in eine vierte Halle hinter den anderen drei stehend transportiert wurden. Dort konnte dann die fachgerechte Fleischzerteilung vorgenommen werden.

Im ersten Haus wurden die Schweine mittels Bolzenschuss getötet. Im zweiten Haus wurden sie durch Elektroschocks betäubt, eh man sie tot stach. Und im 3. Haus sollten die Schweine unseres Lasters sterben.

Über eine Ladenrampe wurden die extrem verängstigten und teilweise aggressiv gewordenen Tiere in das Schlachthaus getrieben. Diejenigen, welche nicht mehr weiter gehen wollten, wurden mit Stöcken unbarmherzig vorwärts getrieben. Auch bei Tieren, welche auf Grund ihrer Beinverletzungen nicht weiter konnten, wurden die Stöcke eingesetzt.

Was sollte eine Sau schon wählen, wenn sie die Wahl zwischen Pest und Cholera hatte.

Schließlich waren alle Tiere im Schlachthaus. Verwirrt und ängstlich gingen sie langsam der kalten Tötungsmaschinerie entgegen. Immer wieder spitzen sie ihre sensiblen Ohren, da panische Angstlaute anderer Artgenossen bis zu ihnen drangen. Auch ihre Nasen konnten in der Luft deutlich den Geruch von Schweineblut wahrnehmen. Hier war viel Schweineblut geflossen. Logischerweise wurden dadurch die Tiere noch unruhiger. Dadurch stieg der Gebrauch der Stöcke.

Schwierig wurde es noch einmal für die Schnitter, die Tiere aus der Empfangshalle in die schmalen, mit Beton und Metall gefassten Gänge zu bekommen, wo es ihnen nur noch gelingen konnte, hintereinander durch das Labyrinth des Todes zu tippeln.

Aber auch das gelang den Schnittern mühelos. Einige von Ihnen stammten aus Haus 2, wo sie ihre Ausbildung zum Schnitter so vervollständigen konnten, dass sie 600 Tiere pro Stunde, und davon sogar ca. 550 dem Gesetz nach, fachgerecht betäuben konnten, ehe es zum Abstechen und dann ins Siedebad ging. 20.000 Schweine fanden hier täglich ihren Tod.

Da stellte es auch hier in Haus 3 für diese Männer keinerlei Schwierigkeiten dar, die Tiere in das Labyrinth zu treiben.

Und danach ging alles automatisch.

Die Schweine merkten, dass die von Ihnen gehassten Schnitter verschwunden waren. Nun griffen immer wieder Metallschlegel nach Ihnen, um sie vorwärts zu treiben.

Die ersten Schweine unseres Laster hatten inzwischen die Todeszone erreicht. Eine große Metallkabine öffnete sich und eine Metallschaufel schob 8 von Ihnen in diese Kabine hinein.

Ausbruch war zwecklos. Wieder standen sie dicht gedrängt beieinander. Dann senkte sich die Kabine in Deutschlands modernstem Schlachthaus in die Tiefe und schweres Kohlendioxid strömte ein.

Wer als Kind schon einmal längere Zeit unter Wasser gedrückt wurde, weiß was die Tiere nun empfanden. Erst ist man entsetzt, dann setzt der Reflex ein, dass man atmen möchte. Doch es geht nicht. Statt Lebensspendende Luft nur Wasser. Und dann beginnt die Panik. Spätestens in dem Moment wurden wir, die so was als Kinder erlebt hatten, wieder aus dem Wasser hoch gezogen. Die Schweine fuhren statt dessen weiter durch die Tiefe der Halle und atmeten unablässig weiter Kohlendioxid ein. Ihre Panik äußerte sich durch laute Schreie. Ihr Trampeln und Springen, ohne jede Hoffnung etwas an dem Zustand ändern zu können. Dann verstummten die Schreie. Ganze 24 Sekunden hatte die Fahrt durch die Tiefe gedauert. Nun waren sie betäubt. Zwar noch nicht tot, aber betäubt.

Dann spukte sie der Metallkäfig wieder aus und eine weitere Metallschaufel schob sie lieblos auf ein anderes Laufband, den Schnittern entgegen.

Die Schnitter arbeiteten auch hier sehr effektiv. Im Schnitt brauchten sie für jede Sau 4 Sekunden, um ihr die Halsschlagader auf zu trennen, damit sie ausbluten konnte, und somit der Tod eintrat.

Nur wenige Schweine hatten das Pech, während der Ausblutung aus der Betäubung zu erwachen. In diesem Haus waren das nur rund 200 Schweine pro Tag. Diese hatten dann aber als letzte Qual noch erleben müssen, wie man sich fühlt, wenn man kopfüber an Stahlketten hängend, ansehen muss, wie sein eigenes Blut in Strömen an den Augen vorbei zu Boden fließt.

Entsetzen, Verständnisslosigkeit und kalte Wut war
alles, was ihre Augen noch mitteilen wollten. Zum
Schreien reichte die Kraft nicht mehr. Und dann war
Stille in das Leben der Sauen eingetreten.

Entsetzt drückte ich abermals Nastenka´s Klaue,
schloss meine Augen, und wir flogen los. Heimwärts.

Kapitel XI
Heimkehr

>>Nie wieder<<, schluchzte ich auf. >>Nie wieder werde ich Fleisch essen!<< Auch wenn die Bilder des Horrors und des unermesslichen Leides, welches wir den Tieren zufügten, noch nicht verblasst waren, traf ich dennoch diese Entscheidung aus einem Gefühl der Endgültigkeit heraus.

>>Was haben wir Menschen nur Dir und Deinesgleichen angetan. Was musstet Ihr erdulden. Welch Todesangst müsst Ihr immer noch erdulden. Aber für mich ist damit jetzt Schluss. Ein Nutztier soll mir fortan nur noch lebend nützen, und nicht für den Tod zu nutzen sein.<<

Nastenka schaute mich nachdenklich an. Die Schweineschnauze geschürzt, die klugen Augen mich tief durchdringend.

>>Verena. Du kannst Dir nicht vorstellen, wie glücklich Du mich gerade gemacht hast. Mit Deiner Entscheidung erweist Du mir sehr viel Ehre. Und auch, wenn Du glauben magst, Du allein könntest nichts verändern in dieser Welt. Es ist nicht so. Wir sind zwar wieder in Deinem Zimmer, und damit eigentlich an 's Ende unserer Reise angekommen.

179

Aber bevor die Wirkung der Salbe gänzlich verblasst ist, möchte ich Dich noch auf eine ganz kleine Reise mitnehmen. Bist Du dazu bereit?‹‹

Mit tränenverschleiertem Blick nickte ich meiner Reisegefährtin zu. Längst war Nastenka für mich nicht mehr nur ein Schwein. Nein, sie war ein Lebewesen dieses Planeten, genauso wie ich. Und von derselben Energie durchdrungen und vom selben Schöpfer geschaffen. Gefährtin traf es somit sehr wohl. Und wieder mal wurde mir klar, welche Magie Worte haben, wenn sie nicht gedankenlos daher geplappert werden, sondern voller Wahrhaftigkeit gesprochen oder gedacht wurden.

Fast zärtlich griff die Klaue meines Krafttieres nach meiner Hand. Eine Stimme flüsterte sanft in meinem Kopf.

„Schließ deine Augen, nur für einen kurzen Moment",...

Und schon schossen wir wieder los.

Nur einen winzigen Moment der Unendlichkeit später, verspürte ich wieder den Druck ihrer Klaue, und ich öffnete meine Augen.

Süßer Duft des Grases stieg in meine Nase. Die Sonne schien, und wir befanden uns in Mitten einer endlos weiten Weide. Einzelne Bäume standen, scheinbar keiner geometrischen Gesetzgebung oder menschlicher Schaffenskraft folgend, auf diesem schönen Stück Land. ein kleiner Bach querte, fröhlich vor sich hin glucksend, die Wiesen. Und dabei schien auch das Wasser keinerlei starren Gesetzgebung zu folgen. Das Bachbett, völlig ungleich mäßig in der Breite und selten mal länger wie 2 Meter gerade verlaufend, bettete das Wasser und schien zufrieden, dem Plätschern der Wellen lauschen zu dürfen.
Ein leichtes Flattern auf einer nahe stehenden Weide fesselte meine Aufmerksamkeit. Ich schaute genauer hin und sah eine Henne, die nistend auf einem breiten Ast saß. Im Ast selber war eine Vertiefung, welche die Henne als natürlichen Nistplatz für sich ausgesucht hatte. Dabei schützten die dicht bewachsenden Blätter das Huhn wohl vor den Blicken etwaiger Marder oder anderer Fleischfresser. Beim genaueren Hinsehen

bemerkte ich noch weitere Hennen auf dem Baum und auch auf einigen der anderen Bäume.

Ein paar Schweine, kamen während dessen, von Westen querend, zum Bach. Immer beschäftigt, mit ihrem Rüssel die Grasnarbe zu durch stoßen. Auf der Suche nach leckeren wild wachsenden Topinamurwurzeln und Ähnlichem. Kein Mensch hatte diesen Tieren wohl schon bei der Geburt die Schwänze gekürzt oder die Eber ohne Betäubung kastriert. Welch ein schöner Anblick, die Schweineschwänze aufgeregt hinter sich her zu kringeln,..

und freudig damit zu wedeln. Unterschiedlichste Laute dabei vor sich her brummelnd waren einige der Tiere bereits am Bächlein angekommen und fingen auch sogleich an, sich im kühlenden Naß zu suhlen.

Vom Osten näherten sich her 2 Rinder mit ihren 2 Kälbchen. Auch sie schienen glücklich, die Reichhaltigkeit der Kräuter schmecken zu dürfen und gingen gemächlich der Sonne entgegen.

Ein paar Kaninchen hoppelten über die Weide. Die Jungtiere spielten „Einander nach laufen".

Auch die paar Fasane, Wachteln, sowie Täubchen schienen sich nichts aus der Anwesenheit der übrigen

Tiere zu machen. Und auch, wie ein Hirschrudel die Weide betrat, trat keinerlei Unruhe unter den übrigen Tieren auf. Zuletzt hatte ich mich so gut nur zu Beginn unserer Reise gefühlt. An dem Ort, an welchen Nastenka mich den Blick auf dem Mann mit der Hirschkuh, oder der Frau mit dem Wolf hatte werfen lassen.

Selbst die Gerüche und auch die Geräusche schienen mir vertraut. Ja, auch hier spürte ich deutlich die Präsenz der völligen Ruhe und Entspannung. Keinerlei Strömung von Neid, Jagd, Kampf oder Tod. Keinerlei Angst- oder Stresspheromone schwängerten die Luft. Fürwahr ein Ort des Friedens und des Glückes. Noch immer liefen mir Tränen über mein Gesicht. Gleichwohl waren es nun Tränen des Glückes.

>>Nimm diesen Anblick ganz fest in Deine Seele auf. Vergiss ihn niemals. Ich bringe Dich in wenigen Augenblicken wieder zurück in Dein Zimmer. Aber der Geruch und dieses Bild werden für immer in Deiner Seele sein. Sie sind nun Bestandteil von Dir. Du fragtest Dich, was Du schon verändern könntest, da Du jetzt kein Fleisch mehr essen wirst.

Nun, dies ist mein Geschenk für Dich. Schau sie Dir noch mal in Ruhe und voller Liebe an. Diese Mit-

Erdlinge sagen Dir ihren Dank. Dies sind die Tiere, welche natürlich werden leben dürfen, da Du für den Rest Deines Lebens auf den Fleischkonsum verzichten wirst.

37 Schweine, 2 Rinder, 5 Kälber, 698 Hühner, 9830 Eier, 14 Tauben, 6 Fasane, 1 Hirsch, 1 Wilschwein, 48 Wachteln, 197 Kaninchen und nicht zu vergessen etwa 142 Fische und rund 3000 Garnelen.

Sie alle sagen Dir ihren Dank und freuen sich, dass sie eines natürlichen Todes werden sterben dürfen. Gleich so, wie es der Schöpfer wohl für sie vorgesehen haben mag.

Und da fragtest Du Dich, was Du allein schon verändern Könntest?

Sieh sie Dir an. Das ist d i e Veränderung, welche D e i n e Handlung her vor rufen wird.

Deine bewusste Entscheidung hat somit sehr viele Tiere wieder dazu gebracht, in dem Menschen keine Gefahr mehr zu sehen. Sondern einen Freund, dem man gerne hilft. Notfalls auch, wenn man zu weilen, aber selten, diesem ein Stück Fleisch schenken mag.<<

Und nachdem mich Nastenka noch ein wenig die Atmosphäre aufnehmen ließ, stupste sie mich sanft mit ihrem Rüssel an. Ich wusste, was dies hieß. Es war Zeit, wieder auf zu brechen. Also schloss ich zum letzten Mal auf dieser Reise meine Augen. Ich atmete ganz bewusst jeden Duft dieses Bildes ein. Jeder Grashalm, jede plätschernde Welle, jedes Huhn und auch alle anderen Tiere brannten sich in mein Bewusstsein fest. Niemals im Laufe meines restlichen Lebens würde ich dieses vergessen. Und immer würde mir dieser Anblick dabei helfen, dass die von mir bewusst getroffene Entscheidung eine leichte für mich bleiben würde.

Und abermals ertönte ein leises angenehmes sssssssssssssss, dem unmerklich ein kurzer Druck der mir so vertraut gewordenen Klaue folgte.

Ich öffnete die Augen, und war wieder daheim.

Dieses mal wohl endgültig.

Nastenka saß vor meinem Bett, lächelte mich an und meinte.

>>Ja, Verena. Du bist absolut Deines Vaters Tochter. Und mehr noch. Du bist weiter gewachsen und Dein Licht erstrahlt genauso bewusst wie seines. Du bist alles, aber sicherlich kein dummes Ding.<<

Und dann faltete sie wieder ihre Hände auf Herzhöhe und Herzmitte und sagte mir ein freundliches Namaste.

Auch ich setzte mich nun auf mein Bett, faltete sorgfältig meine Hände auf meine Herzmitte, schaute meiner Reisegefährtin tief in ihre klugen Augen und sagte voller erfüllter Liebe zu ihr:

>>Namaste!

Auch wenn Du, mein Krafttier, mich gleich verlassen wirst, so werde ich Dich nie vergessen. Ich bin Dir dankbar für all die Zeit, die wir verbringen durften.<<

Nastenka kullerten 2 Tränen aus ihren Schweinsäuglein.

>>Weißt Du Vreni, dies ist kein Adieu,....wir werden uns wieder sehen. Und glaub mir, ich als Dein Krafttier werde immer bei Dir sein. Du weißt doch. Das Wesentliche ist für das Auge unsichtbar. Auch ich sage Dir Dank für die Hoffnung, dass es wieder einen Menschen gibt, der sich seines alten Bewusstseins erinnern mochte. Ich bin Du.

Und Du bist ich. Und wir sind alle Eins.<<

Noch ein tiefer Austausch unserer Blicke. Ein jähes Erkennen beiderseitigen Verstehens, und Nastenka´s Körper verblasste allmählich und löste sich schließlich ganz auf.

Aber wenn ich etwas auf dieser Reise gelernt hatte.
Dann unter anderen auch, dass ich weder meine
Augen, noch mein Hirn brauchte, um Sehen zu
können. Nastenkas Anblick würde für immer Teil
meiner Seele bleiben.

Und ich legte mich hin, um noch ein paar Stunden zu
schlafen, eh mein Vater mich wecken würde, um mich
„schulfertig" zu machen.

Epilog

>>Guten Morgen, kleine Nebelkrähe. Sieh zu, dass Du
aus den Federn kommst. Ich mach unten schon mal
Frühstück. Und ich habe keine Lust, in ein paar
Minuten wieder hier hoch stapfen zu müssen, um Dich
noch mal zu wecken.<<

Mein Vater knipste den Deckenfluter an, während ich
blinzelnd meine Augen rieb. „Nastenka", flüsterte ich,
während meine Augen suchend durch das Zimmer
eilten. Natürlich war sie nicht mehr da. Aber das alles
hatte ich doch nicht einfach nur geträumt.

Normalerweise moserte ich immer rum, wenn mein
Vater einfach so kaltherzig das große Zimmerlicht
einschaltete.

Aufstehen gehörte eben noch nie zu meinen Stärken.
Aber heute kam kein Laut des Motzens über meine
Lippen. Grübelnd stapfte ich in 's Badezimmer um
mich fertig zu machen, während aus der Küche im
Erdgeschoß das Klappern des Geschirrs zu hören war
und der Kaffeevollautomat sein grässliches Gebrüll
von sich hören ließ. Keine 15 Minuten später saß ich
bereits am Frühstückstisch. Mein Vater, gut gelaunt,
saß mir gegenüber und trank einen Kaffee, extra stark.

Nebenbei drehte er sich eine Zigarette, die er wohl in kurzer Zeit sich schmachtend rein pfeifen würde.

>>Du, Papa.<<, fing ich leicht stockend an. Ich wusste kaum, wie ich ihm erklären sollte, dass ich irrtümlich eine Salbe mit rotem Etikett aus seinem Vorrat genommen hatte. Was würde er sagen? Wie würde er reagieren? Hatte er mir nicht immer eingebläut, ich müsse genau auf die Farbetiketten achten. Und was würde er sagen, wenn ich ihm von Nastenka erzählen würde?

>>Du Papa<<, setzte ich erneut an. >>Ich muss Dir was sagen, aber nicht schimpfen. Es war einfach nur ein Versehen.<<

Und bittend schaute ich in an. Hatten sich seine Gesichtszüge bereits umwölkt?

Mein Vater hatte seine Zigarette endlich fertig gerollt, steckte diese in Brand und sog erstmal genüsslich daran.

Dann zog er mit der anderen Hand die Flugsalbe aus seiner Morgenrocktasche und stellte diese mitten auf unseren Frühstückstisch.

Er hatte die wohl in meinem Zimmer gesehen, während er mich geweckt hatte und diese unbemerkt eingesteckt.

>>Weißt Du, mein Spatz. Ich bin froh, dass Du wieder zurückkehren konntest. Und eh Du Dich fragen solltest, ob Dir jemand Deine Flugerlebnisse glauben möge. Ich denke, die meisten Menschen würden es heute nicht mehr können. Aber ich werde sie Dir glauben. Jetzt iss erst mal was, und wenn Du magst, kannst Du mir gerne darüber erzählen. Dennoch war das das erste und letzte mal, dass Du einfach ne rot etikettierte Dose benutzen wirst. Sonst werde ich nicht umhin kommen, dies zu ahnden. Nicht immer gehen die Dinge so glimpflich aus, wie es Dir vielleicht erscheinen mag!<<

Erleichtert atmete ich aus. Mein Vater würde nicht schimpfen. Er würde es verstehen können. Und ich setzte an, und erzählte ihm von einem Krafttier namens Nastenka und unserer wundersamen Reise. An diesem Tag ging ich dann doch nicht mehr zur Schule.

Bis kurz vor Mittag hatte ich meinem Vater erzählt und erzählt und wieder von Neuem begonnen.

Er hatte mir sehr interessiert und geduldig zugehört. Und die einzige Ermahnung, welche er wieder für mich parat hatte, war wieder der Hinweis auf die unterschiedlichen Farbetiketten und folgender:

>>Verena, Du darfst alles tun, solange es niemanden anderem schadet. Aber Du musst Dir auch immer bewusst sein, dass alles, was Du tust, eine Reaktion her vor rufen wird. Auch Deine Reise wird für Dich noch Folgen haben, selbst wenn Sie sich Dir jetzt noch nicht erschließen mögen. Lass uns erstmal froh sein, dass Du es geschafft hast, wohl behalten den Weg zurück in unsere Realität zu finden. Danken wir Deiner Nastenka hierfür. Magst Du vielleicht ein wenig Schweinespeck zum Brot?<<

Gerade wollte ich schon vor lauter Empörung zu einem Beinahe Kreischen ansetzen, als ich das Blitzen in den Augen meines Vaters sah. Also schluckte ich meine Empörung runter und löste das Problem, in dem ich einfach tat, was man am besten in so einem Moment tun kann.

Ich lachte.

Ich lachte aus vollem Hals, bis das mir die Tränen kamen. Schließlich stimmte mein Vater in mein Lachen ein, was selten genug war, dass er einfach so lachte.

Ein schöner Moment.

Den Nachmittag verbrachte ich damit, dieses Referat, wenn man es denn so nennen mögen kann, zu fertigen.

Ich war gespannt, wie Herr Schoor darauf reagieren würde. Denn auch, wenn ich nun immer noch keinen ultimativen Beweis dafür hatte, welche Ernährung zuerst da war, so hatte ich für mich folgende Einsicht aus dem Erlebten gezogen.

Bereits von Anfang an, hatte der Mensch ganz bewusst die Entscheidung, sich f ü r oder g e g e n eine fleischgewordene Nahrung entscheiden zu können.

Viele Menschen ernährten sich bewusst fleischlos.

Einige andere aber zogen von Beginn an das Essen von Aas vor.

Das waren die, welche ich als Echsen bezeichnete. Die Echsen entwickelten stärkere Eckzähne und gaben diese an ihre Nachkommen weiter, sodass auch die Nachkommen, welche sich teilweise wieder vegetarisch ernährten im Laufe der Zeit dennoch die Eckzähne mit vererbt bekamen.

Im zunehmenden Zeitalter des Fleischkonsums gingen wertvolle Erkenntnisse und Fähigkeiten zur Wahrnehmung der Menschheit verloren. Die Tiere spürten das und merkten, dass wir sie nicht mehr voller Liebe anschauten.

Also zogen sie sich von uns zurück.

Und egal, wer versucht, nun Recht haben zu wollen.

Keine Seite hat Recht. Es geht lediglich darum, eine bewusste Entscheidung f ü r Tierleid & Eigennutz oder d a g e g e n zu treffen. Eben eine bewusste Entscheidung. Denn an die Informationen kann jeder gelangen, der es denn für nötig hält, sich zu informieren.

Ich für meinen Teil habe jedenfalls meine Entscheidung bewusst getroffen. Und dabei sehe ich wieder das Geschenk Nastenka´s vor mir.

Eine wunderbare Weide voller l e b e n d i g e r Nutztiere.

N a m a s t e

Dies ist das Ende der Erzählung von „Echsen und Menschen", oder von „ein Schwein Namens Nastenka, welches mich freundlich mit einem Namaste grüßte".
Tatsächlich kam meine Tochter eines Tages genau mit dieser Frage aus der Schule. Und tatsächlich sollte sie, auf Grund einer Diskussion mit ihrem Deutschlehrer denn auch ein Referat darüber schreiben.
Während unseres Mittagessens blödelten wir zwei darüber rum. Doch dann entwickelte sich diese Idee zu der Erzählung in meinem Kopf. Und ich hatte das Gefühl, dass sie raus müsse und geschrieben werden wollte.
Da ich weder schriftstellerischer Ausbildung noch ein Germanistik Studium genossen habe, mag mir der geneigte Leser, der es bis hierhin geschafft haben sollte, verzeihen, wenn ich weder die typischen orthographischen noch setzerischen Gepflogenheiten eines Berufs-Autors folgen konnte.
Entschuldigend hiezu mag ich aber versichern, dass dafür meine Geschichte wenigstens aus tiefstem Herzen entsprungen ist. Frei nach dem Motto: Inhalt geht vor Form !, *grinsend guck*
Als weitere Co-Autoreneigenschaft möchte ich unserer Katze Lilifee meinen Dank aussprechen. In einem

194

Moment, während mein Tippfluss gerade stockte, sprang sie auf meinen Schoß, ungeachtet des Laptops, der sich ja bereits dort befand.

Das hatte zur Folge, dass sich eine ihrer Pfoten in der Taste „s" festkrallte. Eh ich sie wieder raus gezogen hatte, standen da nun diese sssssssssssssss auf dem Bildschirm. Also habe ich dieses übernommen und gleichwohl im weiteren Verlauf der Erzählung als wesentliches Element eingebaut.

Wenn Ihnen diese Erzählung, ungeachtet Ihrer eigenen Ernährungsweise, gefallen hat, wäre ich Ihnen sehr verbunden, wenn Sie ein weiteres Exemplar dieses Buches kaufen würden, um es einem Herzens-Menschen Ihrer Wahl zu schenken.

Sie helfen damit, unsere Welt ein klein wenig bewusster zu gestalten.

Die Autoren-Vergütung dieses Buches gehen zu 100 % in eine Einrichtung, die das Ziel verfolgt, Familienlandsitze zu gestalten und altes Saatgut zu erhalten. Bei der Veröffentlichung dieses Buches liegt ein entsprechender Antrag auf Genehmigung einer Stiftung mit dem Namen „Naturkraft Stiftung Weeke" dem Regierungspräsidenten zu Köln vor. Sollte die Stiftung wider Erwarten nicht genehmigt werden, wird die Herausgeberin eine andere Rechtsperson gründen, die diese angestrebten Ziele verfolgt. Mein Vertrauen gilt daher der Herausgeberin, da ich zu deren Nutzen auf die Nutzungsrechte zur Gänze verzichtet habe. Ich danke Ihnen. Und eines möchte auch ich Ihnen noch zum Abschluss sagen. Ein freundliches .....

NAMASTE

Handelnde Personen

Alexei Tolstoi	russischer Schriftsteller, lebte als bekennender Vegetarier
Alwin	Freund der Elfen
Anjo	japanischer Feldarbeiter längst vergessener Zeiten
Arthur Schorr	Deutschlehrer
Dirk	Umweltaktivist
Friedje	ehrwürdige Mutter einer keltischen Siedlung
Hungriger Bär	abwartender Sioux
Jacklin	Anime-Fan
Jens	Umweltaktivist
Matinka	russische Haushälterin des Tolstoi
Miku	ehrwürdige Alte eines kleinen japanischen Dorfes
Nangi	junge Japanerin, welche sich nach dem Stadtleben sehnt
Nastenka	Krafttier von Verena
Patricia	auch Lotte genannt, Umweltaktivistin

Ralf	Umweltaktivist
Ramus	Ein mächtiger Keiler aus Nastenka´s Rotte
Randor	Gefangenenaufseher, der Alwin vorführte
Rolf Wiesen	Religionslehrer
Ruhiges Kalb	Häuptling eines Sioux-Stammes
Sophie	Umweltaktivistin
Springender Fuchs	ungeduldiger Sioux, leitet einen Jagdtrupp
Tante	Tante des Tolstoi, welche Hühnchen liebt
Tanzender Hase	Sioux-Schamane
Thun	Meister Thun, der Nastenka zum Haselnußhain brachte
Verena	fragt sich, ob der Mensch als Fleischfresser- oder Pflanzenfr. geboren wurde.
Verena´s Vater	Halt, wie Väter so sind

Zum Abschluß ein paar Fakten:

Wie nehmen wir Menschen Einfluß auf das Endalter der Tiere, welche wir zum Fleischgenuß produzieren?

Tierart	Alter in Freiheit /	Haltung	entsprechend.Menschenalter
Schwein	15 Jahre	0,5 Jahre.	2,7 Jahre
Legehenne	20 Jahre	1,5 Jahre	6 Jahre
Lamm	20 Jahre	max. 0,5 Jahre	2 Jahre
Fleischrind	30 Jahre	max. 2 Jahre	5,3 Jahre
Kaninchen	10 Jahre	10-12 Wochen	2 Jahre
Gans	30-40 Jahre	einige Monate	¾ Jahr

Die gleiche Landfläche reicht aus, um folgende Mengen Nahrungsmittel erzeugen zu können:

Karotten	6000 kg
Kirschen	1000 kg
Äpfel	4000 kg
Rindfleisch	50 kg

Haben wir wirklich ein Landflächenproblem, um die Menschheit ernähren zu können?

[i] Genesis 1,29-30

[ii] Lukas Evg. 8,19-21 , Matt. Evg. 12,46-50, Markus Evg. 3,31-35

[iii] Schwallen im Sinne von „den Kopf zu reden, bis einem schwindelig wird.

[iv] Das Zitat oder das Geheimnis des Fuchses stammt aus dem Buch „Der kleine Prinz", welches von Antoine de Saint-Exupery geschrieben wurde.

[v] Die Kakushöhlen liegen im Kommunalgebiet der Stadt Mechernich in der Nordeifel. Schon die Kelten haben dort gesiedelt und das Areal bietet auch heute noch dem Besucher eine traumhafte Kulisse.

[vi] Anspielung auf den Roman Tom Sawyer von Mark Twain. Gemeint ist das Kapitel, in dem Tom und Becky sich in einem Höhlenlabyrinth verirren.

[vii] Bei Samhain handelt es sich um einen der 8 Hexensabbate, wobei es sich zudem noch um eines der vier großen Jahresfesten handelt. Samhain ist in unserer heutigen Zeit besser bekannt unter dem Namen Halloween.

[viii] Der Elfenschuß ist uns heute besser bekannt unter dem Begriff Hexenschuß. In alten Zeiten glaubten unsere Vorfahren, eine Elfe habe ihnen in den Rücken geschossen, sodass sie schmerzerfüllt sich lange nicht frei bewegen konnten.